EVERYDAY YOGA MEDITATION

毎日たった10分の瞑想が強い心と体をつくる

YOGAメソッドではじめる瞑想習慣

スタジオ・ヨギー／マリコ

CONTENTS

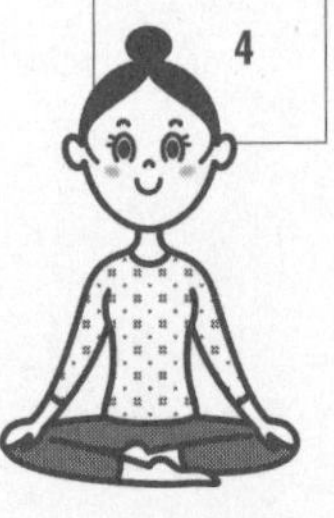

STEP1 瞑想をするとあなたに起こる〝いいこと〟 10

STEP2 瞑想の準備Q&A

STEP3 基本の瞑想

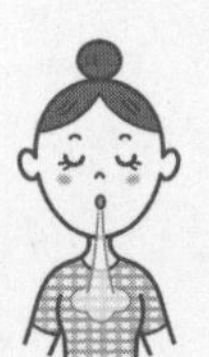

STEP4 瞑想応用編

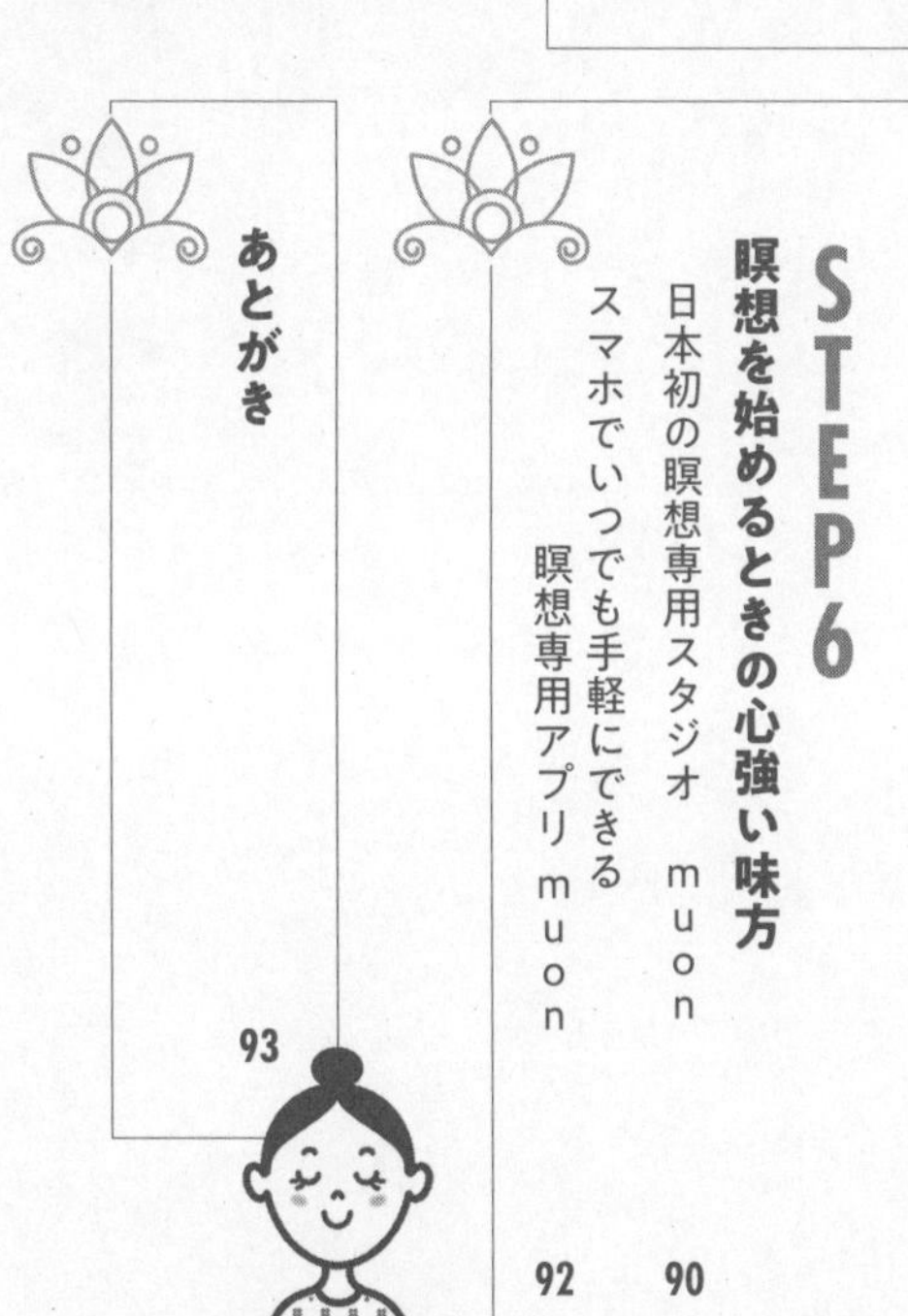

STEP5 まず3週間やってみよう

STEP6 瞑想を始めるときの心強い味方

あとがき

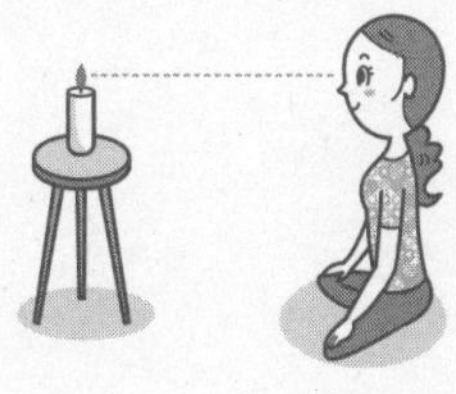

PREFACE

EVERYDAY
YOGA
MEDITATION

まえがき

ものごとの真理を知りたいという思い

私たちには、生まれながらに知らないことを知りたい、成長したいという思いが根源的にあるのではないでしょうか。赤ちゃんが成長するにつれ、目で動くものを追い、頭を持ち上げ、寝がえりをし、ハイハイをし、歩きだすのは、もっと知りたい、もっと高いところから見たことのないものを見たいという気持ちがあるからではないでしょうか。

私自身、マリコ（真理子）という名前のせいなのか、子どものころからいつもものごとの真理を知りたいという思いがありました。私はいったい何者なのか、どこから来たのか、どこに向かっているのかを考えているような子どもでした。

たとえば、小学生のころ、時間が過ぎるのをとてもゆっくりに感じていました。いつまでたっても自分は小学生だなあと思っていて、大人になるのなんてすごく先のことと思っていました。そんなとき、母親の子ども時代の写真を見つけて、自分の親にも子どもだった時代があることに改めて気づき、自分の知っている時間がとてもちっぽけなものに思えたのでした。時間の存在を実感して驚愕し、命のつながりに果てしなさを感じたのです。

あるいは図鑑を見て宇宙の大きさを知ったときも、自分の知っている場所がなんてちっぽけなんだろうと思い、途方もない気持ちになりました。それは何か自分の理解を超えるような、大いなるものへの畏敬の念だったのかもしれません。そして自分は今のこのような時代に、この日本に生まれてきたこと、生きる上で不自由のない環境に生まれてきたことをありがたいなあと思うようにもなりました。

何か満たされない思いを抱えていた20代

私がヨガと出会ったのは、アパレル業界で働いていたときでした。お店を任された私には、新しいものに日々触れているという刺激と、ディスプレイなどで〝今〟を表現する楽しさがありました。ひとりひとりのお客様に似合う洋服を提案したり、その人のよさが引き出されるようなコーディネートをおすすめしたり、それをお客様に喜んでもらえることに喜びを感じていたのです。

充実している一方で、日々の忙しさに追われて、何か満たされない思いも抱えていました。自分の性格上、責任感が強く、何でも一生懸命がんばる傾向がありました。長時間の立ち仕事では、ヒールをはいての接客は体力的にきつくもあり、常に肩こりと頭痛に悩まされていました。まだ寒い早春に、先取りの春の新作ファッションで接客することもあり、冷えて腰を痛めたこともありました。忙しい時期には、休みの日は家で一日中ぐったりして寝るだけで終わるということもしょっちゅうでした。

今思うと仕事柄もあって、着飾り、人とくらべることで、外側だけでものごとを判断する癖がついていたように思います。どこか自分に自信がなく、人の評価を気にしすぎるあまり、自分の体や心の声を聞けていなかったのでしょう。

外側だけでなく内側も磨いて素敵な女性になりたいな。そう思っていたころにヨガと出会いました。最初は体を動かしてポーズを取ることで肩こりや腰痛が劇的によくなり、体が喜んでいる感覚がありました。それだけで十分衝撃的だったのですが、同時にヨガをしているとき、マットの上では自分らしくいられる、そのままで、ありのままでいいんだ、という感覚を得られるようになりました。

ちょうど職場では、責任ある立場につき、これからさらに自分をどう成長させていこうかと想いを巡らしていた時期でした。そんなときにヨガに出会い、「自分とは何か？」と子どものころから漠然と求めていた問いへの答えがここにあると、直感的に感じたのです。私は仕事をやめてヨガの勉強を本格的に始めました。その決断に迷いはありませんでした。

ヨガと瞑想は日常に生かせるすばらしいツール

ヨガのポーズの練習を続けていると、今までできなかったポーズが、あるとき急にできるようになる瞬間があります。そんなときには、大人になってからでも、できなかったことができるようになる、自分自身の成長を実感できる喜びがありました。ヨガをするうちに、肉体的にも精神的にも強くなりました。心と身体は切り離せないですが、ヨガと瞑想は人間的にも自分を成長させてくれるものだと思います。

「ありのままで私たちは完全で満たされている」という、ヨガの考え方があります。そのことに気づくことで楽になることができました。自分を満たしてくれるもの、そういうツールに出会えたことは、とてもありがたいことと思っています。

瞑想と呼吸法に助けられた日々

ヨガを勉強する中で、瞑想や呼吸法も実践していました。母の看病をしていたときや自分の出産・子育て中は、何もかもが未知の状態で、不安や思い通りにいかないことが多く、ストレスにさらされて呼吸が浅くなっていました。体力的にきつく、なかなか自分の時間が取れない時期にも、呼吸法と瞑想を通して自分を保つことができました。

たとえば、母が入院する病院から私が担当するヨガクラスに向かうときなど、沈んだ気持ちのままでは大人数の生徒さんの前に立ってポジティブなエネルギーでヨガを教えることはできません。そこで病院からの移動中に呼吸法を行ってみたところ、呼吸が深まり、気持ちの切り替えをスムーズにすることができました。また、自分の状態に気づくことができると、無理をせず、今は休息が必要なんだなと自分に必要なことがわかるようになります。どこかにわざわざ出かけたり、道具を必要とするわけでもなく、ただ時間を作って、呼吸法や瞑想に没頭するだけ。それは、手軽に自分を取り戻せる貴重な時間でした。呼吸法や瞑想は、日常の中でできるすばらしいツールだと思います。

瞑想で満ち足りた感覚に触れる

沖縄の何もない小さな島で瞑想をしたことがあります。そこは本当に何もない島で、お店もなければホテルもありません。住んでいる人も少なく、観光的な見どころは何もないけれど、でもそこにはすべてがありました。母を亡くして間もない時期で、私は喪失感を抱えていました。目の前に広がる海と砂浜、頬に受ける風、揺れる草花、太陽の熱、夜には涼やかな風と美しい月の光……。これらの自然に囲まれて瞑想していたとき、すべてが今ここにあることに気づかされたのでした。自分を生んだ母も自然も、すべて根源はひとつだという思いがしました。そして満ち足りた感覚になりました。普段は気づいていないけれど、この感覚はすでに自分の内側にあることに気づいたのです。安心感と満ち足りた感覚……これが幸せというのかもしれない……。

とはいえ、日常の中で、毎日の生活に追われていると、その満ち足りた感覚をついつい忘れてしまいます。ですから、私は毎日瞑想をして、その感覚につながる時間を大切にしています。

人生のたいへんな時期を乗り切るコツとは？

人生の中でよい時期も悪い時期もあり、誰でもたいへんな時期があると思います。私自身、今振り返るとたいへんだったなという時期にこそ学びがありました。そういう時期を乗り越えたことでいつしか自信もついてきました。私にとってヨガや瞑想がない人生は考えられません。逆に、ヨガや瞑想なしに日々がんばっている人や人生を過ごしている人は、いったいどうやって人生のたいへんな時期を乗り越えてきたのだろう、と思います。人生のたいへんなとき、試練のときに、がむしゃらにがんばって自分を追い込むのではなく、自分を助けてくれるツールとして、瞑想をおすすめしたいです。ヨガの哲学は先人たちが得た生きるための智慧が今に伝承されたものです。私もそのようにヨガから自分が得たものをまたお返ししていきたいという気持ちがあります。

私はフィギュアスケートを観るのが大好きです。自分の人生でつらかったときには、浅田真央ちゃんの演技を見て励まされました。そのころは彼女もなかなかよい成績が出ず、試練のときのようでしたが、それでも真摯に氷上に向かう姿にはとても元気づけられました。美しい滑りには生きざまが出ていました。なんでこんなにスケートを見るのが好きなんだろうと考えてみたとき、ヨガとの共通点が多いことに思い至りました。スケートに打ち込み、高みを目指し、結果を受け入れ、やるだけやってあとは天にゆだねる。そんなところがヨガと似ていると感じました。

ヨガでもスポーツでも趣味でも、打ち込める何かがあること、そのことで自分が成長できること、そしてそれを通して自分自身が安らげる時間が持てること。それが大切なのではと思っています。ヨガや瞑想もそんなツールのひとつです。生きていく上で、自分を支えてくれるツールをいくつか持っていると、困難な時期もきっと乗り越えていけるはずです。

40代になった私は、肉体的にはたぶん人生の折り返し地点にいますが、精神的にはヨガや瞑想を通してさらに成長していける、そう感じています。年齢を重ねることに恐怖はなく、これからの自分にわくわくできるのです。私の尊敬する人生の先輩は、義理の祖母です。順応力や適応力があり、新しいことを楽しめる感覚を持ち続けています。昔はこうだったと、やたらに懐かしんだり、今を否定するようなことはけして言いません。90歳を越えても、いつもフレッシュなものの見方ができ、新しいことにわくわくできる彼女に刺激を受けています。

瞑想とは、他とくらべて判断しない、自分の価値に気づくスキル

水が半分入っているコップを自分自身にたとえて考えてみたとき、自分にはもう半分しか残っていないと、目に見えている状態、つまり外からの視点を向けるのか。あるいは、まだ半分もあると、内側に目を向けるのか。あなたはどちらで考えることが多いでしょうか。ヨガの教えの中に、知足（足るを知る）という考え方があります。今ある現状を受け入れ、実は満たされていると気づくことや理解することを意味します。

まず〝気づく〟と、今自分に起こっていることを自然と受け入れられるようになります。私は瞑想を実践するうちに、小さな変化にも目を向け、そこに気づけるようになりました。たとえ小さな変化でも、その小さな喜びをより深く味わえるようになったのです。たとえば、土に種をまけば芽が出て、やがて葉を広げますが、それには太陽の光や水が必要です。芽が出るのは当たり前と思うのでなく、さまざまな条件が重なって調和することで芽が出ていることの、そのすばらしさに気づくこと。すると日常の中にもたくさんの喜びを見出せるようになり、また、幸せを感じられるようにもなります。ものごとのよい面を

感じられるということは、精神的に健やかな状態なのではないでしょうか。自分がよい状態でいること、健やかで穏やかでいることによって、余裕が生まれ、まわりの人々にもそれを広げていけるようになると思うのです。

ぜひ、瞑想を実践して、習慣化していきましょう。やるだけやって、あとは手放すことです。変化や結果を気にしすぎて、がっかりしたり、喜んだり、とらわれすぎませんように。

STEP

1

EVERYDAY
YOGA
MEDITATION

瞑想をすると
あなたに起こる
〝いいこと〟10

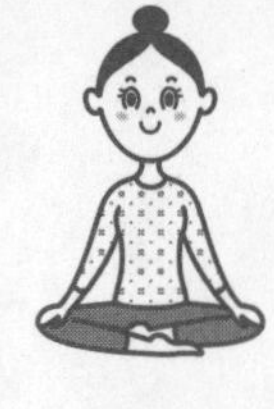

いいこと その1
ストレスから解放される

私たち人間には体の状態を調整できるしくみが備わっており、それを自律神経と呼びます。自律神経によって、自分の意志とは関わりなく、心臓は脈を打ち、睡眠時も呼吸をし続け、暑ければ汗をかいて体温を調節し、食事をすれば内臓が動いて消化吸収をしてくれるなど、生きるために必要な体の状態を整えます。

自律神経には、緊張や興奮しているときに優位になる「交感神経」と、休息やリラックスのときに優位になる「副交感神経」があります。このふたつの働きがバランスを取ることで、人間の体の機能を維持しているのです。

しかし人間の体は、ストレスを受けるとさまざまな変化が起こります。「交感神経」が優位の状態が続くと、体は緊張し、内臓の動きが滞ることもあります。また「コルチゾール」というホルモンが大量に分泌され、心拍数が上がったり、血圧が上昇したり、自分でも自覚できるような肉体的変化を起こすのです。

何千年も前の狩猟採集社会では、人間は自然のリズムに沿った生活をしていました。太陽が昇る昼間には食料を得るために狩りに出かけ、獲物となる動物を仕留めるために追いかけたり、ときには反撃されたりという危険もあったでしょう。このストレスを受けている状態では、「交感神経」が優位になることで、心拍や血圧が上昇し、体は危険にすぐ対応できる状態になります。しかし日が沈めば安全な場所を確保し、休息や食事を取ります。ここでは「副交感神経」が優位になり、消化吸収のために内臓の働きが活性化し、筋肉の緊張はゆるむのです。

私たちの体はそのころのしくみと変わらないままですが、生活はガラリと変わっています。現代では24時間電気がつくようになり、昼夜を問わずに働く方もいるでしょう。さらにライフスタイルの変化により、現代人はストレスフルで「交感神経」が優位になる状態が長くなりがちです。体が常に「交感神経」優位な状態になると、「副交感神経」が優位になるべきときに優位にならない、といった自律神経の乱れを生じます。その影響で頭痛、肩こり、腰痛、便秘、消化不良、高血圧、耳鳴りなどの体調不良も起こりやすくなるといわれています。

瞑想専用スタジオ『muon』が医師の研究調査に協力して作成された論文によると、瞑想を定期的に3カ月以上実施した人では、ストレスを受けたときの「交感神経」の働きが抑制される傾向があることがわかりました。瞑想は、呼吸を整え、脳をリラックスさせることができます。さらに瞑想を続けていくと、自律神経のバランスを整える効果もあるのです。

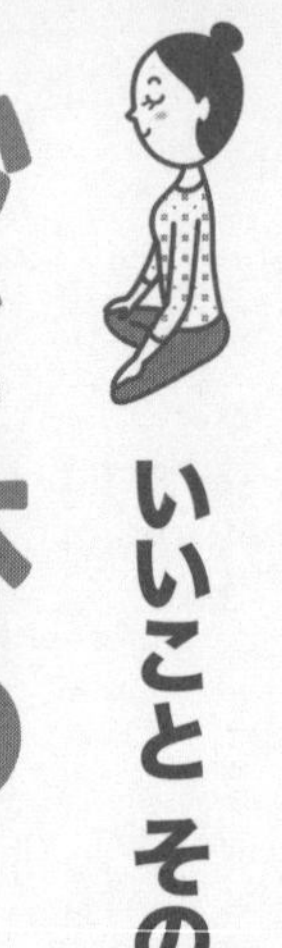

いいこと その2
心と体の健康に役立つ

本書で皆さんにご紹介する瞑想は、ヨガの哲学から生まれたものです。

ヨガと聞くと、ポーズを思い浮かべる人も多いと思います。ヨガという言葉は「調和」を意味しており、瞑想をして幸せとつながる、内なる調和を見出すことが本来の目的です。

ヨガの哲学は、人が幸せに生きるための智慧から生まれました。そこでは、外側に幸せを求めても人は幸せにはなれないと考えます。たとえば大金持ちで何ひとつ生活に不自由をしていなくても、何か足りない、満たされない、自分を幸せだと思えない人もいます。一方、裕福な暮らしではなくても心が満たされていて、幸福感が高い人もいます。つまり本質的な幸せは自分の内側にあると考えるのがヨガ哲学です。

このヨガ哲学を理解し、実践するため、自分の内側に意識を向ける手法として瞑想を行うようになったのです。

その瞑想を行う場合に長時間、快適に座っていられるような強く安定した肉体を作るために、ヨガのポーズを実践するようになりました。

また、心を落ち着かせて、内側に意識を向けるためのテクニックとして呼吸法が生まれました。適切な呼吸法を行うことで「プラーナ」と呼ばれる「気＝生命エネルギー」を体に取り込むことができると考えられています。

呼吸は普段は自律神経の働きで無意識に行われていますが、人間の体の働きの中で、唯一自分でコントロールすることもできるのです。呼吸法を行うと、脳に酸素が十分に行き渡り、神経が落ち着き、心を穏やかにする効果があります。また深い呼吸によって呼吸に関連する筋肉を動かし、内臓に適度な刺激を与えるため、肉体的にも活力を与えると考えられています。

ヨガで考える健康は、肉体レベルだけでなく、精神（心）の健やかさを重視しています。精神、つまり心の状態と、体内のエネルギーの流れは密接に結びついていると考えられています。そのため、瞑想の前にポーズで体を整え、呼吸でエネルギーを整えることで、心にポジティブな影響を与えることができるのです。

それゆえに本書で紹介する瞑想は、「ヨガの動き＋呼吸法＋瞑想」を基本としているのです。

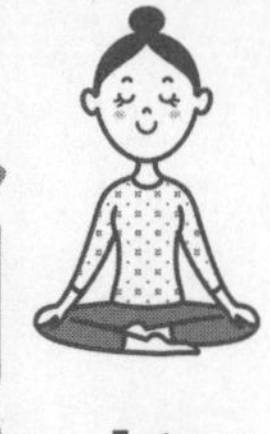

いいこと その3

人間関係がスムーズになる

今、一番のストレスは、何ですか？ と聞かれたら、あなたはどのように答えるでしょうか。

厚生労働省が5年に1回行っていた「労働者健康状況調査」（2012年版）に、仕事のストレスについての調査があります。ストレスの内容を具体的に見てみると、人間関係が41・3％で最も多い要因のひとつになっています。男女別に見てみると男性の場合は、人間関係が35・2％、女性の場合も人間関係が48・6％と高い数字を出しています。これは仕事に関する調査ですが、仕事以外でも、社会において人間関係は避けて通れないものだというのは、皆さんも感じることだろうと思います。

人はそれぞれその立場や役割を維持しようとする意識が働きます。会社では部下として上司に不満があってもなかなか言えずに我慢したり、母親であれば子どもの行動にイライラして怒ってしまうこともあるでしょう。このような感情は、誰にでも沸き起こるものです。しかしそこで自分の感情に同化するのではなく、客観的に見ることができると少し人間関係が楽になります。

このような客観的な視点を養うのも瞑想なのです。瞑想中にさまざまな思いが沸き起こってきても、ただそういう思いが自分の中から出てきた、と受け止めるだけで、深追いしない練習をします。さらに瞑想を習慣化して続けていくと、自分の心の癖にも気づくようになります。そして自分の感情に距離を置くことができ、相手にも寛容になることができます。

日常の人間関係の中では、ときには言いたくないこと、伝え難いことを相手に伝えなければいけない場面もあるでしょう。そんなときは、相手の立場や役割にとらわれて、そのときの自分の感情だけで判断をしないことが大切です。このようにゆとりをもった視点を持つことで、相手に愛を持った伝え方ができるようになるのではないでしょうか。

瞑想によって心の在り方が変わると、人間関係にも変化が訪れるかもしれません。

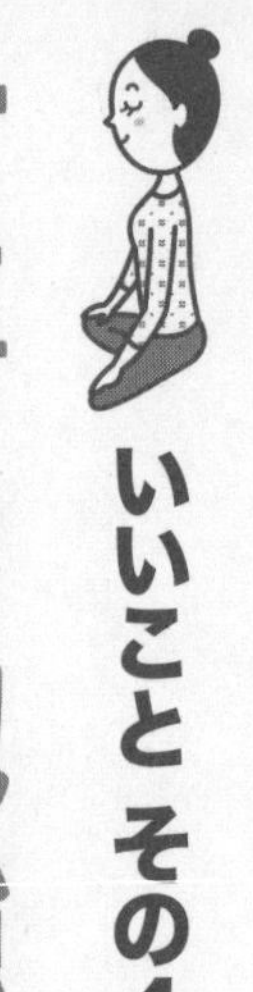

いいこと その4

仕事や勉強の効率アップ

ここ数年、瞑想には世界的な注目が集まっています。

医学の世界では、瞑想による脳の変化の研究も進んでいます。またビジネスの世界では、その効果への期待が高まっており、著名なビジネスリーダーも瞑想の実践者として知られています。さらにアメリカの有名企業が、研修プログラムとして「マインドフルネス瞑想」を導入し、日本でもビジネススキルのひとつとして広まりつつあります。

「マインドフルネス」とは、仏教の瞑想において〝呼吸への気づき〟という意味を持ちます。そこから着想を得てプログラム化された「マインドフルネス瞑想」は〝今この瞬間に意識を向ける〟ことで、その感覚に対して「いい／悪い」などの判断や評価をせず、ありのままを受け入れることを実践します。

STEP 1

「マインドフルネス瞑想」が、なぜパフォーマンスを上げるといわれているのでしょう。たとえば、スポーツ選手が厳しい練習を行っても、本番で必要以上に緊張が高まり、自分の力を発揮できずに終わってしまうこともあります。またリラックスしすぎてもその実力は発揮できないでしょう。緊張とリラックスのバランスが取れているときに集中力が高まり、結果を出すことにつながるのです。

本書で紹介する瞑想は、よい集中を保つ練習になります。普段気づかないうちに体に緊張をためこんでいる場合、瞑想をしても最初は反動でリラックスに偏って、眠くなるかもしれません。しかし瞑想を続けることで、だんだんとリラックスしながらも眠らずに体に意識を集中させることができるようになり、バランスのよい集中力を培うことができるのです。

また、いつも忙しくあれこれ考えごとの多い人は、瞑想を行う場合、座って目を閉じること自体を苦手と感じるかもしれません。しかし本書の瞑想は「ヨガのポーズ＋呼吸法＋瞑想」を組み合わせてあります。特に呼吸に意識を向けて、その状態に集中することが、考えごとを減らし、集中力を高める手助けになることでしょう。

仕事や勉強でもよい集中ができていると効率がアップし、自分の本来の力を十分に発揮することができるはずです。

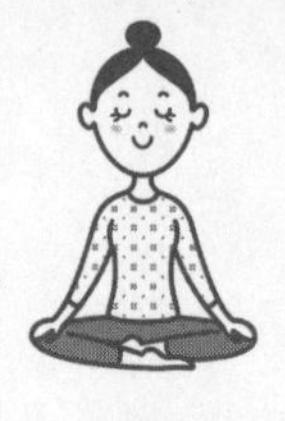

アンチエイジング

いいこと その5

アンチエイジングとは、ヨガの視点では、心身ともに生命力を高めることです。それは、体に「気＝プラーナ」を巡らせ、体の活力をアップすることを意味します。脳を含めて体の機能は使わずにいると退化してしまいます。その年齢に応じて最大限、脳や体の機能を使えるよう、瞑想もひと役買うことができるのです。

医学的には、老化にはテロメアと呼ばれる染色体の一部分が関係しているといわれています。テロメアには染色体の末端を保護する役目があり、細胞分裂のたびに短くなります。そして一定以上に短くなると細胞の老化を引き起こします。２０１１年に発表された、カリフォルニア大学デイビス校の研究チームが行った瞑想についての研究によれば、瞑想をする人ではこのテロメアの長さに影響を及ぼすテロメラーゼの活性が優位に高くなっていることがわかりました（※）。つまり、瞑想はテロメアが短くなることを抑制し、免疫細胞の寿命によい影響を及ぼすことが科学的に明らかにされたのです。ハーバード・メディカルスクールの研究者たちも同様の研究結果を発表しています。

※精神神経内分泌学の専門誌『サイコニューロエンドクリノロジー（Psychoneuroendocrinology）』で2011年に論文が掲載されました。

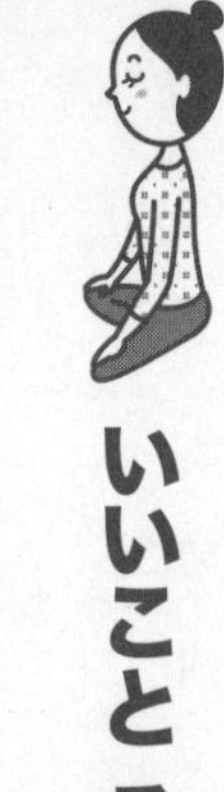

いいこと その6 リラクゼーション

人はたえず考えごとをしています。自分では、何も考えてないように思っていても、無意識の領域で脳は働いていて、いろいろな想念や雑念が浮かんでは消えているのです。これをデフォルト・モード・ネットワーク（DMN）といいます。これは何かが起こったらすぐ対処できるように、脳がいわばアイドリングしている状態です。脳のどの部分にも血流がすぐ行くように過剰にアイドリングしている状態なので、このときの脳は実はとても疲れやすいのです。一方、何かひとつのことに集中しているときは、それに関連した領域の脳に血流が集中します。

瞑想ではひとつのことに集中することで、普段使われていない脳の領域を活性化させ、他の部分を休ませることができます。いわば、雑念を抑えて脳を休め、それが脳のリラクゼーションになるのです。

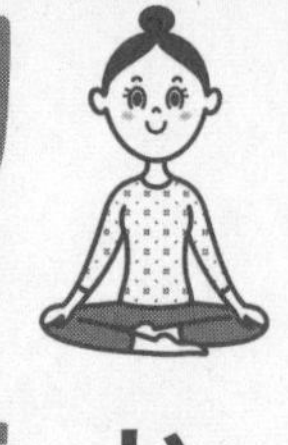

いいこと その7

切り替え上手になれる

スマホやSNSが当たり前の世の中になったせいでしょうか？　どんなところにも仕事の電話やメールが追いかけてくる、どんなときにも知り合いからのメッセージが届いてリアクションしなくてはいけない、と気が休まらない人も多いのではないでしょうか。仕事のことや人間関係が常についてまわり、それらのことにとらわれてしまう。そのため心も体も疲れている人が多い印象を受けます。

このような現代を生きる私たちに、気持ちの切り替えや、仕事やプライベートのオンオフの切り替えをもたらすツールとしても、瞑想が役立ちます。

瞑想は、心に日々積もっていくさまざまな感情や想いを整理していくことができます。常に同じことが気になる、頭から離れない。そんなときも、そのことをいったん心のどこかに収めておく練習ができるのです。また瞑想を習慣化することで、自分の感情と距離をおいたり、客観視できるようになるため、ものごとを引きずらないようになります。

さらに、自分が集中したいときに、いつでも集中力を発揮することもでき、自分自身で心のコンディションを整えることが可能になります。つまり、おかれた状況に振り回されるのではなく、自分自身でコントロールできるようになるのです。

また瞑想を習慣化することで、ある一定の期間や時間、スマホやインターネット、デジタル機器からから離れる〝デジタルデトックス〞の時間を作ることにも慣れてくるでしょう。

このように瞑想によって心や精神の安定した状態を自ら作ることで、自然と切り替えが上手にできるようになります。

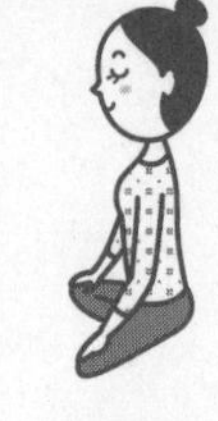

快眠　いいこと その8

眠りたいのに眠れない、眠りが浅い、朝から疲れている……。そんな睡眠の悩みを抱えている方は多いのではないでしょうか。

子どものころを思い出してみてください。外で思いっきり遊んで、ぐっすり寝て、翌日は元気いっぱいでまた遊んで……。そんなふうに昔は快眠できていたのではないでしょうか。

現代人は、特に大人になると体を動かす機会が減る一方で、頭を使う時間が多くなります。夜でも長時間パソコンで仕事をしたり、寝る直前までスマホを眺めたりなど、脳は常に活動状態にあります。この状態では交感神経が優位になりやすく、休息の副交感神経が優位になりづらい状態になります。

本書の瞑想は「ヨガのポーズ＋呼吸法＋瞑想」を基本にしています。ヨガのポーズで体を意識的に動かしてほぐすことは、血流やリンパの流れを促し、疲労からの回復を促します。また呼吸法や瞑想は脳を休めることにつながり、体の緊張をゆるめてリラックスさせます。瞑想を習慣化することで、夜、副交感神経を優位にし、眠れる体づくりができるようになるのです。

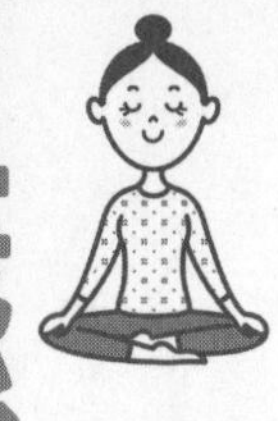

五感が冴えて豊かになる

いいこと その9

私たちに備わっている五感のうち、一般的に、視覚がもっともたくさんの情報を伝えることができます。瞬時に多くを伝えられるということは、それだけ刺激が強いのです。その次に多くの情報を伝えられるのは聴覚です。特に現代の日常生活では、視覚と聴覚に入ってくる刺激が以前にくらべとても多くなっています。この大量に入ってくる刺激に対して、脳が反応し、情報を処理しようとして思考が優位に働きます。一方で、その他の感覚は鈍くなります。

瞑想の最初のステップとして、目を閉じて呼吸に意識を向けることは、忘れられていた感覚を豊かに使う練習になります。それは優位になりがちな思考から離れ、フラットな視点からあるがままを見る練習でもあります。

体の感覚などを研ぎ澄ませる練習を繰り返し行うことで、普段使っていない感覚を司る脳の部分の血行がよくなり、五感が冴えるようになるのです。その結果、自分自身の小さな変化にも気づくことができ、喜びを感じるようになることでしょう。その積み重ねが、日常を豊かに過ごすことにつながるのです。

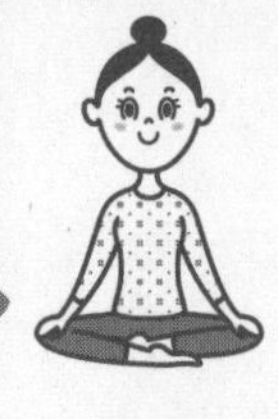

いいこと その10

自分の本質、ありのままの幸せに気づく

人は幸せについて考えるとき、外側にある物質的な豊かさを求めがちです。お金がある、贅沢ができる、などなど。しかしヨガ哲学では、人は本質的に満たされていると考えます。たとえば自分の心を湖に例えてみましょう。湖の底には自分の本質がある。外界と接している水面は、風が吹いたり、雨が降ったりすると、揺れたり、濁ったりします。このような水面のさざ波、つまり自分の感情に左右されることなく、湖の底に変わらずあり続ける自分の本質に目を向けるのが、瞑想です。

瞑想をやっても、最初のうちは、本質的に満たされているということが実感できないかもしれません。しかし瞑想を続けるうちに、だんだんと湖の水面が清らかになったり穏やかになったりすることで、湖の底にあるすでに自分が持つ輝きに気づくことができるのです。

STEP 2

EVERYDAY YOGA MEDITATION

瞑想の準備 Q&A

このページでは、瞑想にまつわる疑問点をQ&A形式で紹介しています。瞑想をこれから始めたい人、実践しているがなかなかうまくいかないと感じている人の助けになると思います。いつでもこのQ&Aに戻って、瞑想の習慣化に役立ててください。

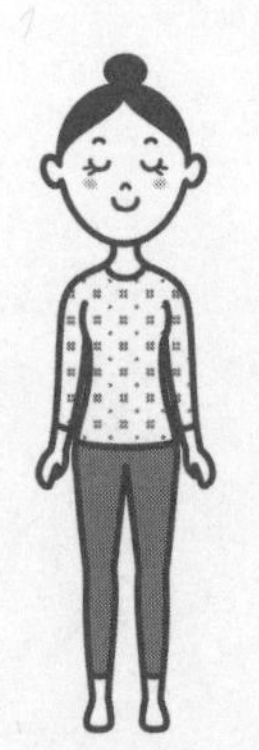

Q1 瞑想って、厳しい修行みたいで抵抗があるのですが……。

A たしかに、瞑想が生まれた5千年前のインドでは、厳しい自然の中でヨガの行者や聖者が行う修行そのものだったでしょう。本来、ヨガ哲学や瞑想は、人が幸せに生きるための智慧として確立されていきました。自分で考え、実践し、それを繰り返して編み出されていった過程は、おそらく厳しいものであったでしょう。しかし、人から人に世代を超えて伝わり、今では、本やヨガスタジオでも瞑想に触れることができ、さまざまなかたちで瞑想を日常に取り入れることができるようになりました。

Q2 瞑想って、1日のうちのどの時間帯にやったらいいものなのですか？

A 伝統的なヨガでは、夜明け前と日没後が神聖な時間と考えられてきました。特に日の出前の時間は、空気が澄み自然のエネルギーに満ちた時間ととらえられ、静かに瞑想をするのに最も適した時間帯といわれています。しかし、現代の私たちにはちょっと難しいと思いますので、１日の始まりに備えるために朝に行う、寝る前に気持ちを落ち着けるために夜に行う、気分転換や集中力を高めるために昼に行う、というように、ご自身で時間を選んでよいでしょう。

Q3 瞑想にはどんな服装が望ましいですか？

A 座る姿勢を維持するので、窮屈な服装は避けましょう。ゆったりした服装や、肌触りのよい服など、ご自身の快適さを保つ服装がおすすめです。心地よく座れ、呼吸がしやすい状態になれる服装が適しています。会社で瞑想する場合、男性でスーツを着ているなら、ジャケットを脱いだり、ネクタイをゆるめたり、シャツのボタンを上から2～3個外すなど、工夫しましょう。また、靴を脱いでできるだけリラックスした状態がよいでしょう。

Q4 瞑想は、どのくらいの時間やったらいいのですか？ 毎日1時間くらいやらないと効果がないのでしょうか？

A まずは10分でも毎日続けることがおすすめです。そのため、本書では、基本の瞑想［p38］を10分に設定しています。慣れてきたら時間を延ばすなど、それぞれのライフスタイルに合った形で、長く続けていくことが大切です。

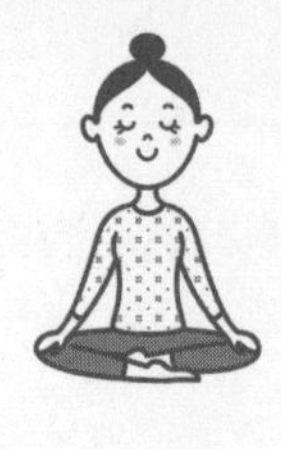

Q5 瞑想をやってみているのですが、いまひとつ自分がうまくできている感じがしません。一体、どのような状態が〝うまく瞑想ができている〟状態なのでしょうか？

A たとえば、時間があっという間にたっていたと感じることができたら、集中できていたという目安になります。あるいは、頭がすっきりした、眠くならなかったと、感じる場合もあるでしょう。1回や数回の瞑想では実感しづらいものなので、瞑想日記［p85］をつけて、変化を実感していくこともおすすめです。

Q6 瞑想をすると眠くなってしまいます。寝てしまっていいのでしょうか？

A 寝てしまうということは、そもそも睡眠が不足していたり、体が疲れているのかもしれません。そんなときはまず、体を休めることを優先させましょう。ヨガで体を動かすなどして一度心拍数を上げたあとは、心身ともにリラックスし、瞑想に入りやすくなります。

Q7 瞑想中に考えごとをしてしまいます。雑念が入ることはよくないのでしょうか？　やっぱり無にならないとダメですか？

A 慣れないうちは、瞑想中に考えごとをしてしまうものです。考えごとや雑念が浮かんでも、その続きを追いかけないことです。考えごとをしていたな、と気づいたら、呼吸に集中する、というのを何度も繰り返しましょう。その〝考えごとをしている自分に気づく〟ということが、瞑想の練習になっていますので、安心してください。

Q8 瞑想がいいものだと、わかってはいるのですが、やる気がおきません。どうしたらやる気がおきますか？

A なぜ瞑想をしようと思ったのか、という最初の気持ちに戻りましょう。人それぞれにモチベーションの保ち方はありますが、まずは達成しやすい小さな目標を掲げてもよいでしょう。たとえば「毎日5分瞑想する」「心の変化を記録してみる」など。記録して視覚化することで、変化に気づけたり、モチベーションになったりします。また、続かなくても、続かなかったことを気にしないことです。また始めればよいのです。

Q9 時間を計って瞑想したほうがいいのですか？

A 何分たったかな、と気にすると、集中が途切れてしまうので、最初は時間を決めてタイマーをかけて瞑想したほうがよいでしょう。毎日同じ時間だけ瞑想を繰り返すことで、自分の変化や瞑想の深まりにも気づけるようになります。

STEP 2

Q10 忙しくて瞑想をする時間がありません。

A 瞑想を行う時間や場所を決めるなど、ルーティン化しやすい工夫をするとよいでしょう。決めた時間・場所でできないときは、それ以外の時間や場所でできる瞑想、たとえば、「歩く瞑想」［p72］や、「いつでもマインドフルネス」［p79］などをするのもよいでしょう。

Q11 1日にいろんな瞑想をやってもいいのですか？

A 慣れないうちはいろいろな瞑想をやるよりも、同じ瞑想法を短い時間で毎日やるのがおすすめです。

Q12 1週間に1度でも瞑想の効果はありますか？

A 瞑想をしないよりは週1度でもしたほうがいいと思いますが、できれば1日10分でもいいので瞑想を習慣化したほうが効果的です。また週に1度しか時間が取れない場合は、瞑想の時間を長めに取ることをおすすめします。

Q13 瞑想をすると涙が出たり、感情があふれてくるのですが、それはよいことなのですか？

A それはよいことでも、悪いことでもなく、ごく自然なことです。瞑想をしていると、意識の深いところにあったものや忘れていた昔のことなどが不意に浮かんで、そのときの感情が生々しく思い出されることはあります。その感情に流され反芻するのではなく、瞑想日記［p85］に書くなどしてみましょう。自分の感情に気づくこと、客観的になることで、手放すことができるのです。

Q 14

瞑想中に呼吸が止まったように感じることがあるのですが、それで大丈夫なのでしょうか？

A

瞑想をしていると集中して呼吸が止まるように感じる、つまり、息を「吸う」と「吐く」の間が長くなっていることがあります。これはリラックスして呼吸が深まっている状態で、瞑想に深く入っている状態でもありますので安心してください。

Q 15

瞑想をやるにあたって、ヨガやインド、仏教、禅などの基本的知識は必要ですか？

A

これらの基本的な知識や考え方を理解していると、瞑想が深まる手助けになります。瞑想自体は宗教ではありませんが、さまざまな宗教の教えや知識を理解するために、瞑想が実践されてきました。また、瞑想を続けていくうちにぶつかる壁のようなものを乗り越える助けになります。知識と実践の両方があると、瞑想の深さや、瞑想の到達する先への道が整いやすくなるでしょう。

こんな人には、この瞑想がおすすめ

どの瞑想から始めていいかわからない、自分に合った瞑想を知りたい、瞑想で実現したいことがある、という人は参考にしてください。

瞑想を習慣にしたい	基本の瞑想、朝の瞑想、夜の瞑想、動く瞑想、ボディスキャン
健康な体を維持したい	基本の瞑想、朝の瞑想、夜の瞑想、動く瞑想、ボディスキャン
オンオフをしっかり切り替えたい	ボディスキャン、オフィス瞑想
美しくなりたい	スキンケア瞑想、動く瞑想
イライラする自分をどうにかしたい	オフィス瞑想、残業瞑想、通勤瞑想、いつでもマインドフルネス
願望を叶えたい	願望実現の瞑想
ダイエットしたい	食の瞑想、歩く瞑想、動く瞑想
ビジネスで成功したい	願望実現の瞑想、オフィス瞑想、残業瞑想、通勤瞑想、キャンドル瞑想
恋愛がうまくいくようになりたい	スキンケア瞑想、願望実現の瞑想
よい睡眠を取りたい	ボディスキャン、夜の瞑想
リラックスしたい	基本の瞑想、夜の瞑想、ボディスキャン
リフレッシュしたい	朝の瞑想、オフィス瞑想、歩く瞑想、動く瞑想
人間関係の悩みを解決したい	基本の瞑想、通勤瞑想、願望実現の瞑想
不安を手放したい	基本の瞑想、ボディスキャン
充実した毎日を過ごしたい	基本の瞑想、朝の瞑想、夜の瞑想、ボディスキャン、願望実現の瞑想
ストレスフルな自分を手放したい	夜の瞑想、ボディスキャン、いつでもマインドフルネス
やる気アップ＆集中力をアップしたい	基本の瞑想、動く瞑想、キャンドル瞑想
感情を整えたい	基本の瞑想、動く瞑想、ボディスキャン
自分を好きになりたい	願望実現の瞑想、スキンケア瞑想、ボディスキャン
五感を磨きたい	いつでもマインドフルネス、食の瞑想、歩く瞑想、動く瞑想

STEP 3

EVERYDAY
YOGA
MEDITATION

基本の瞑想

基本の瞑想

01

ここで紹介する「基本の瞑想」は、10分間で体を整え、瞑想できるように構成されています。瞑想をするときの姿勢の整え方、呼吸に関わる筋肉のストレッチ、基本的な瞑想方法としての呼吸法、覚醒（瞑想から通常の状態への戻り方）を紹介しています。時間の目安として、呼吸の数を指定しています。

1

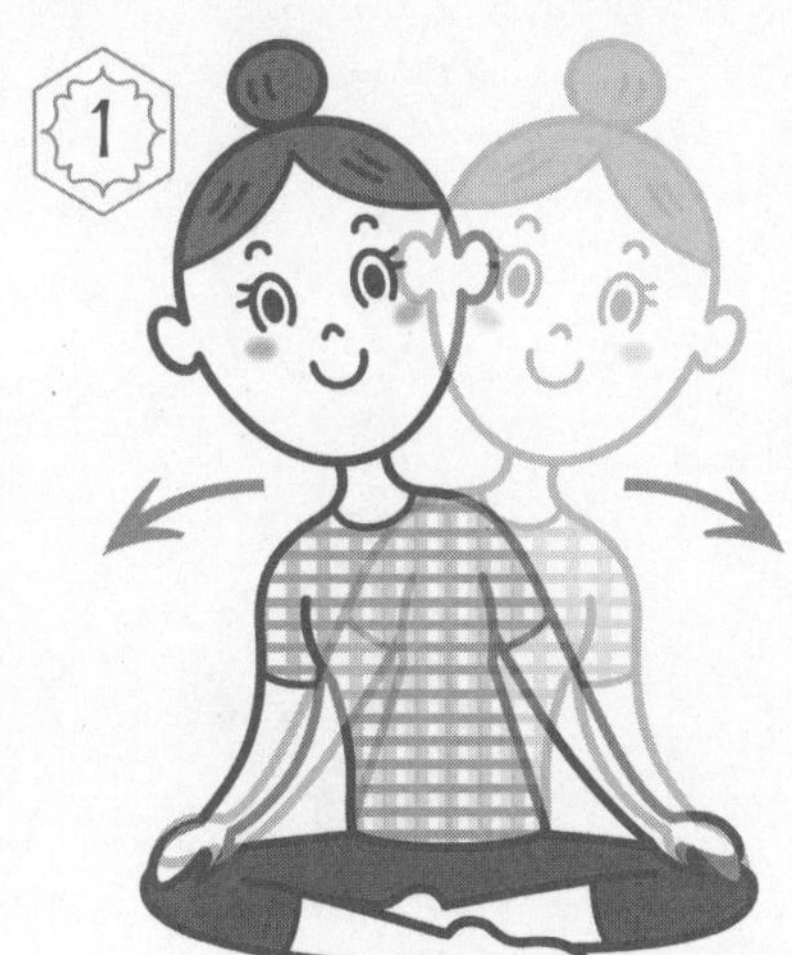

骨盤を立てて座る

あぐら座で座ります。体を何度か左右に揺らして、床に触れる坐骨を感じてみましょう。坐骨はお尻の下、骨盤の一番下にある骨です。坐骨を感じることができたら動きを止め、坐骨で床を押し、骨盤を立てて座ります。

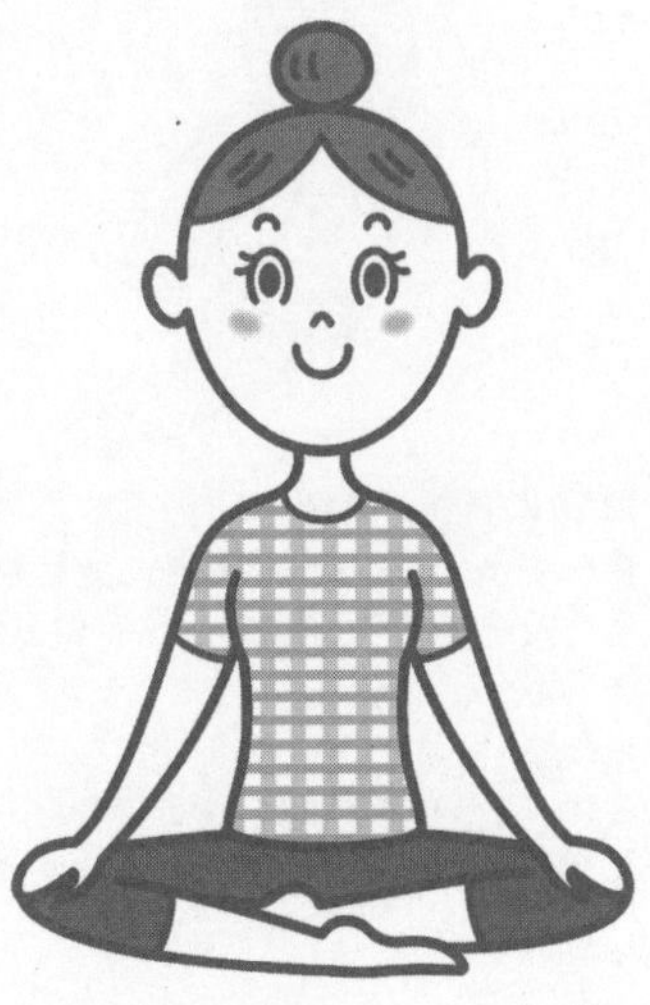

骨盤を立てて座ると、背すじが伸びて姿勢が整います。姿勢が整うことで呼吸がしやすくなります。膝が床から浮いてもかまいませんが、姿勢を安定させるには、お尻の下にクッションやバスタオルを丸めて入れて、腰の高さを調整して、股関節が苦しくないようにしましょう。

2

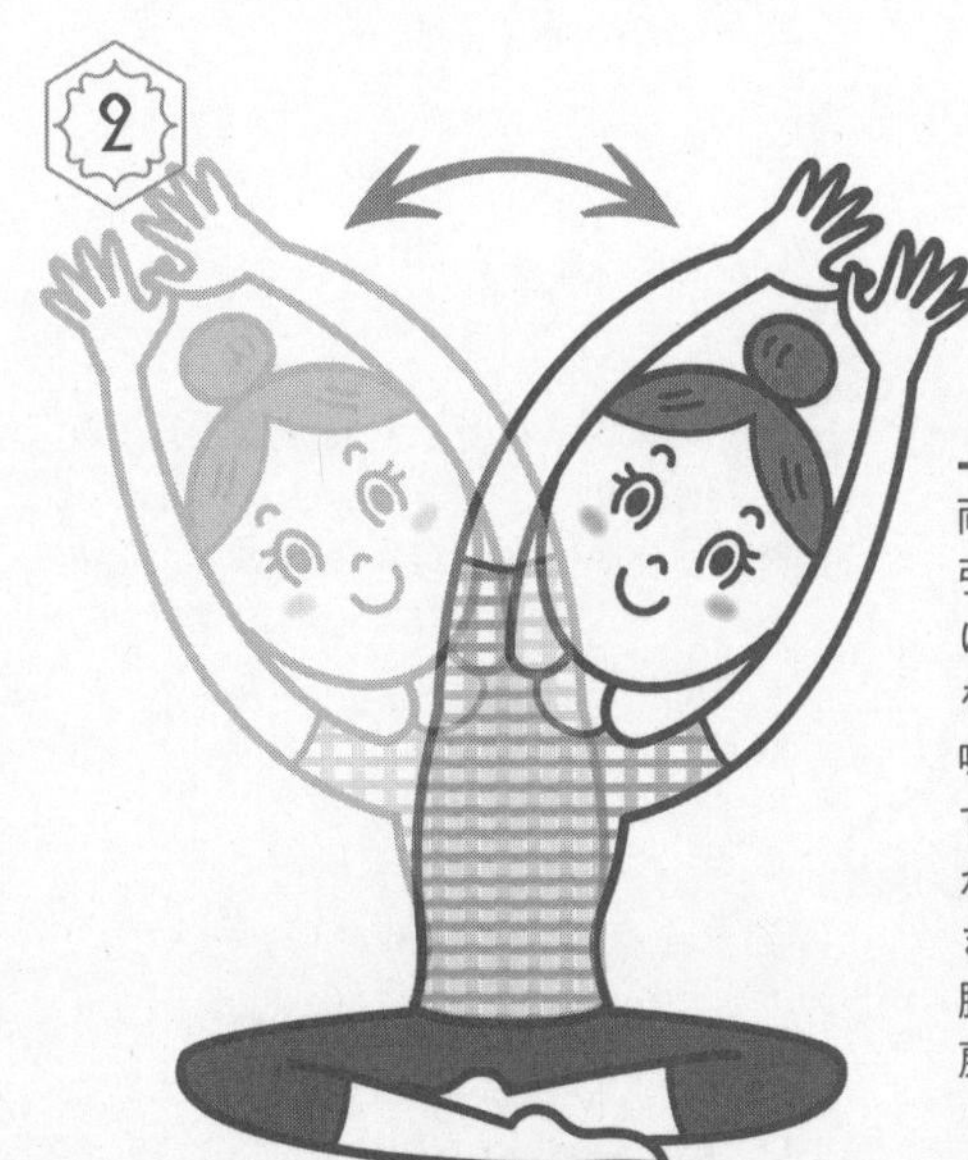

上半身をストレッチ

両腕を頭の方に上げて親指同士を引っかけます。息を吸って指先を天井に向かって伸ばし、吐きながら上半身を右に倒します。そのまま3回深い呼吸を繰り返し、左のわき腹を伸ばします。次の吸う息で中心に戻り、吐きながら左側に上半身を倒します。そのまま3回深い呼吸を繰り返し、右のわき腹を伸ばしましょう。吸う息で中央に戻り、両手をももの上におろします。

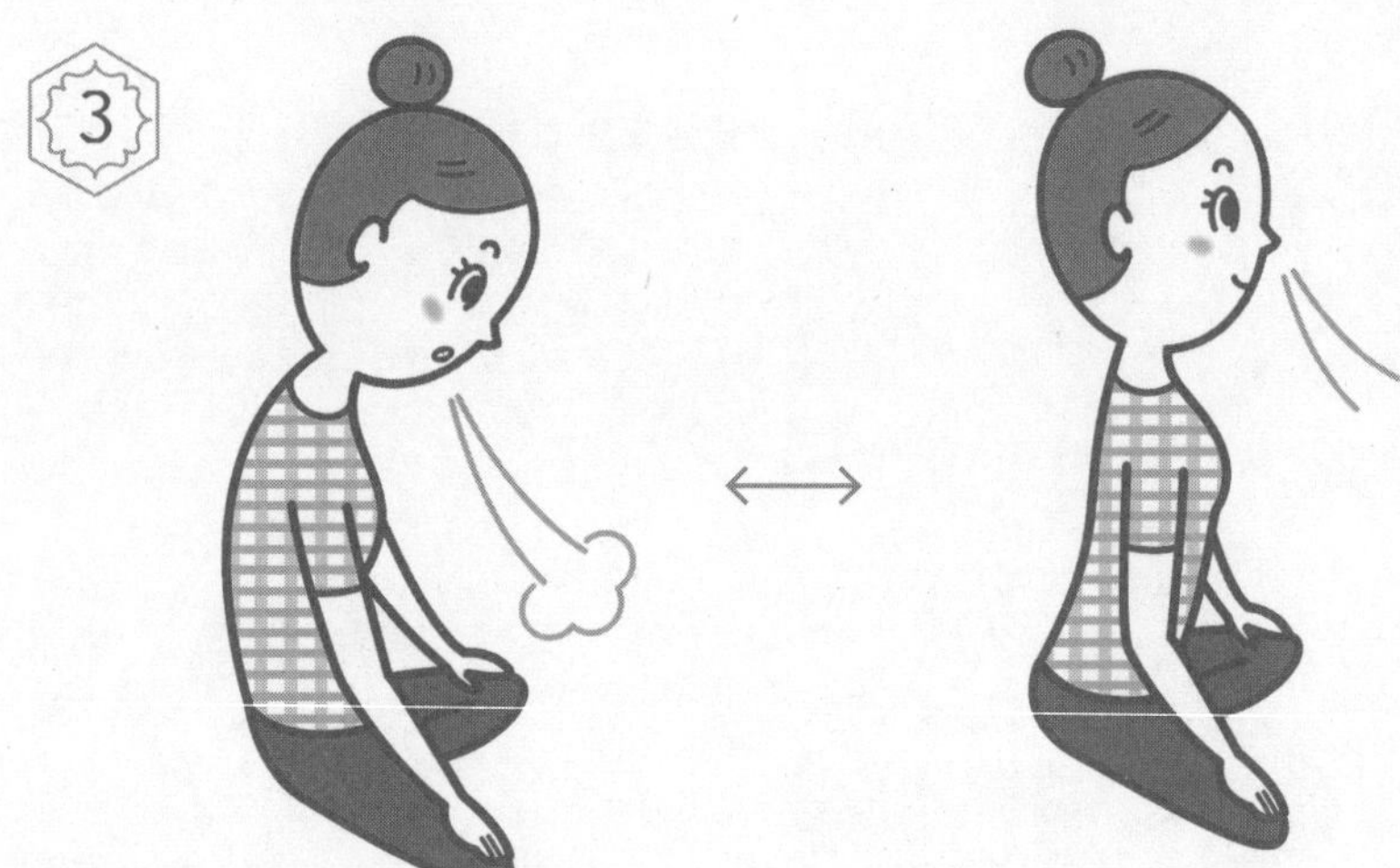

背骨のストレッチ

息を吸いながら、坐骨の前側に体重をのせ、おなかを前に押し出します。骨盤が前に傾き、腰がやや反るでしょう（イラスト右）。今度は息を吐きながら、坐骨の後ろ側に体重をのせ、背中を丸めます。骨盤が後ろに傾き、頭が前にきて、いわゆる猫背の状態です（イラスト左）。また吸う息で骨盤を前に傾けます。この動きを呼吸にあわせて何度か繰り返します。体の中心にある骨盤と背骨を動かすことで、体全体をほぐします。最後は吸って体を元に戻します。

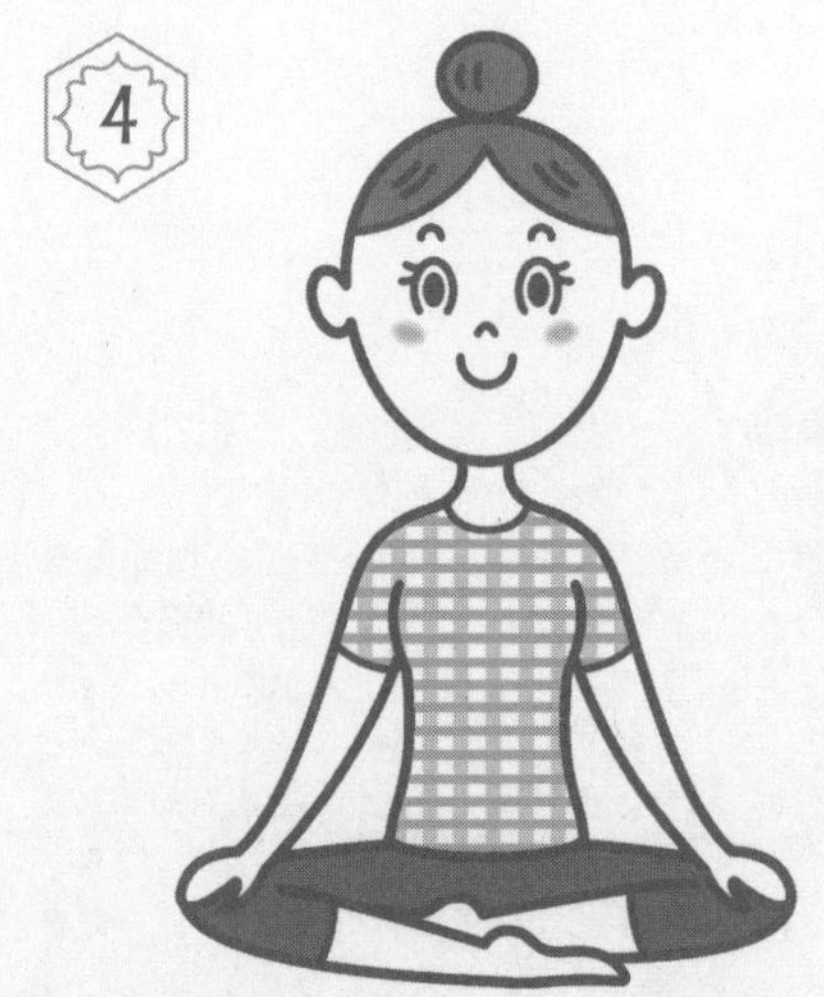

[1] の姿勢に戻り、骨盤を立てて座る

左右の坐骨に均等に、かつ坐骨の真ん中に体重がのるように意識して座ります。骨盤を立てることで頭が背骨の真上にきます。肩や首の余分な力は抜きましょう。目を閉じて瞑想をスタートします。

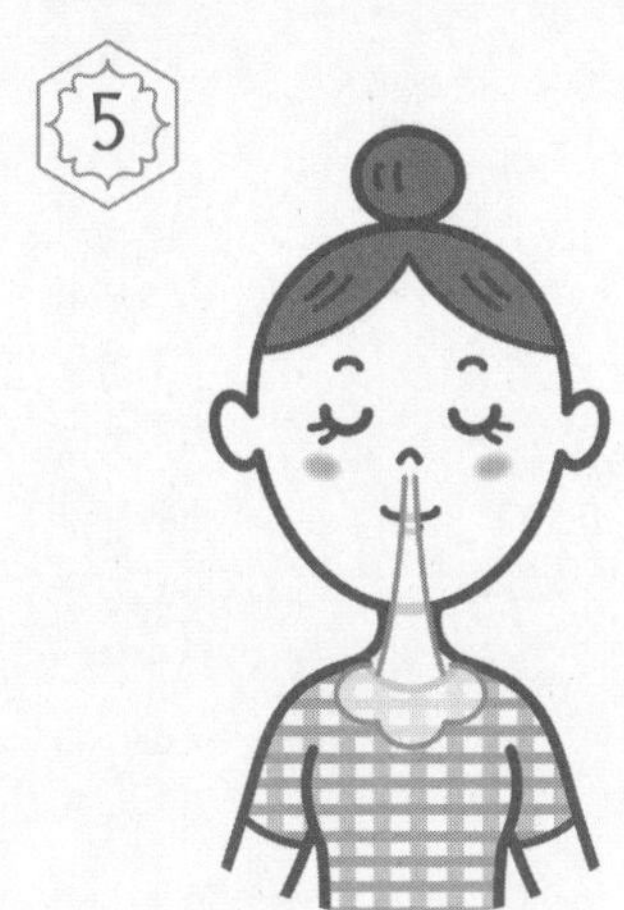

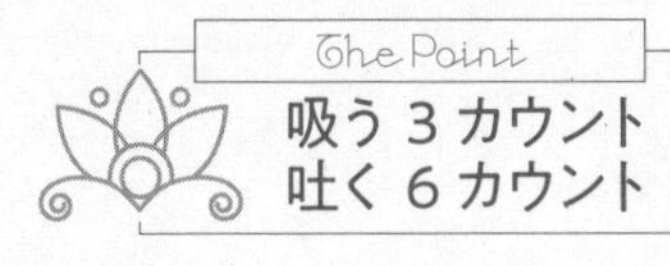

基本の瞑想　呼吸法

3カウントで鼻から息を吸って、6カウントかけて鼻から息を吐きます。深く吸って、細く長く同じ強さで吐き出すのがコツです。鼻から長く吐くのが難しければ、口から細いストローを通して息を長く吐くようにイメージして吐いてもよいでしょう。慣れたら鼻の呼吸にしましょう。この呼吸法を10～15回程度繰り返しましょう。吐く息を長くすることで、気持ちを落ち着けたり、リラックスすることができます。

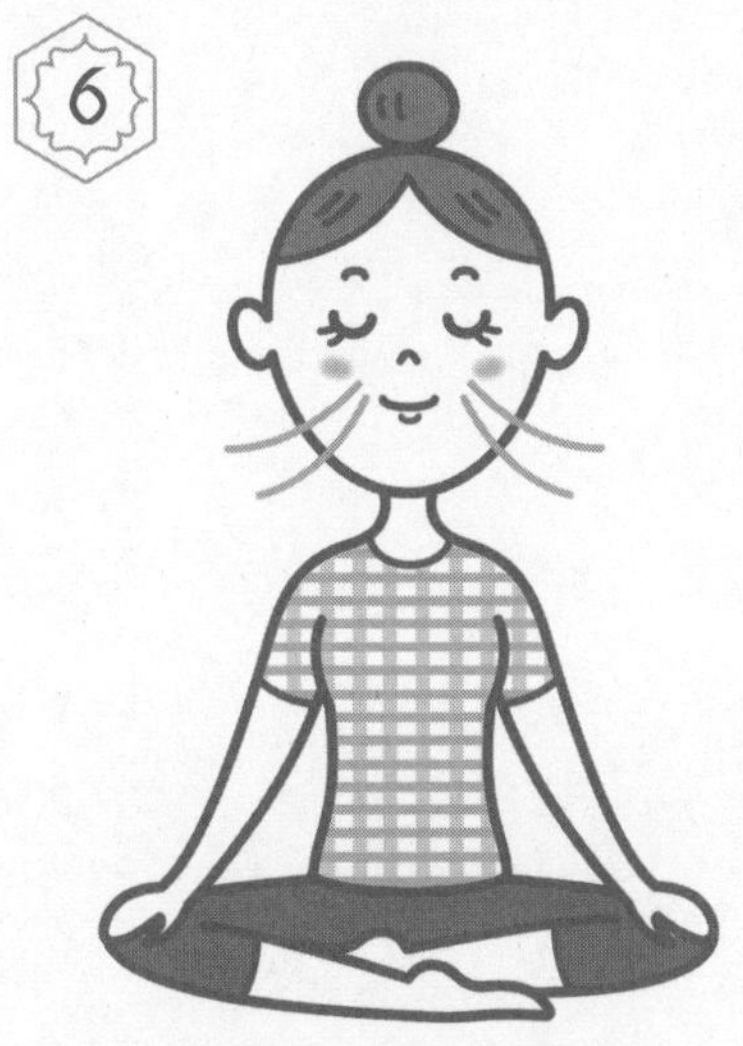

呼吸の状態を観察する瞑想

コントロールを手放し、自然な呼吸に戻ります。吸って吐いてを1として、いーち、にーいと数えながら30呼吸、自然な呼吸を観察します。落ち着いたら、その自然な呼吸がどんな状態なのかを観察します。呼吸の長さ、深さ、速さなどに気づく、ということが、瞑想の練習になります。

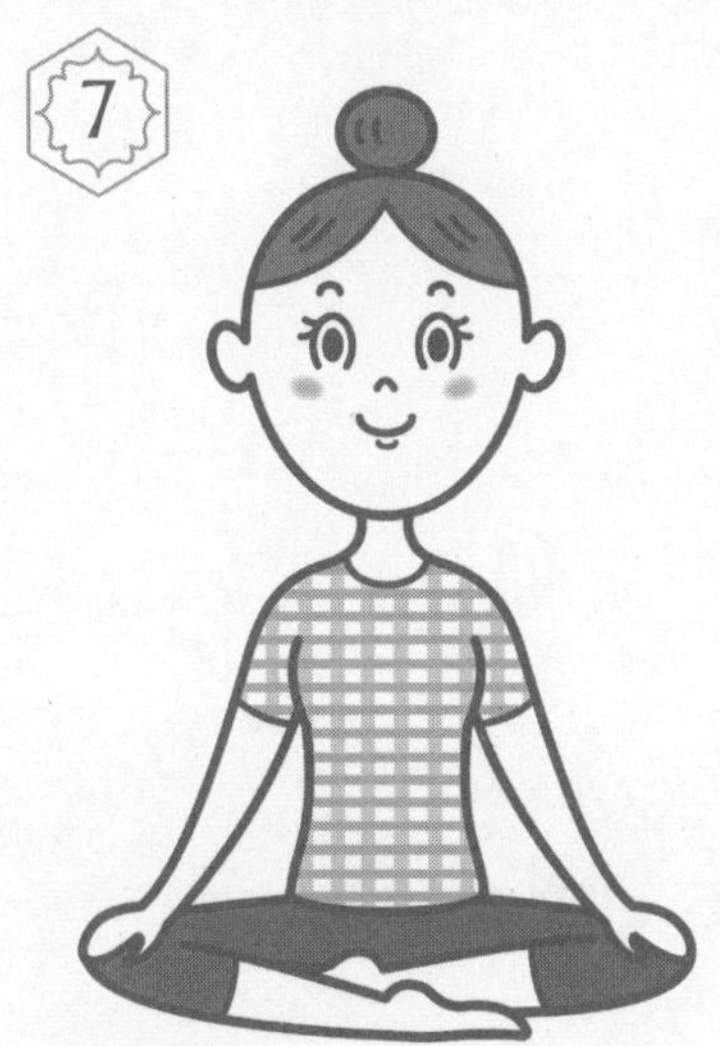

覚醒

瞑想から戻ります。両手の平で、ももをさすり、体に意識を戻しましょう。動きを止めて、目を薄く開けて再び閉じます。何度かまばたきをしてから目を開きます。今どんな感覚があるか観察しましょう。一度深呼吸をして終わります。

朝の瞑想

02

「朝の瞑想」は、10分間で全身をダイナミックに動かして体を目覚めさせてから瞑想するように構成されています。立って行うヨガの「英雄のポーズ1」を行うと心拍数が上がります。一度心拍数が上がったあとは、リラックス状態に入りやすくなります。短い時間で効率よく瞑想するのに適した流れになっています。

あわただしくなりがちな朝の時間に、心と体を整えて気持ちよい1日の始まりを迎えましょう。

リラックスして立つ

足を腰幅に開いて立ちます。足の裏全体で床を踏みしめましょう。

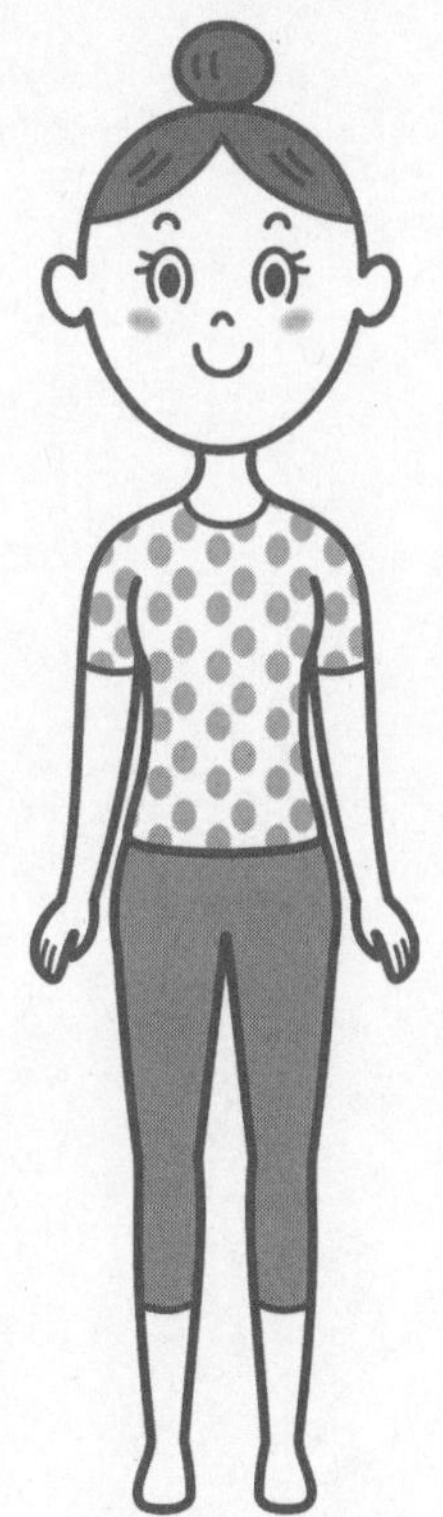

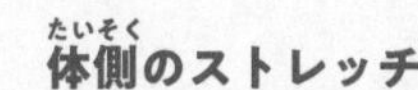

体側（たいそく）のストレッチ

息を吸って両手を上に伸ばし、吐いて親指同士を絡めます。息を吸って上に伸びて、吐きながら右側に上半身を倒します。息を吸って中心に戻り、吐きながら左側に上半身を倒します。最後に息を吸って中心に戻り、吐いて両手を体の横に戻します。

3 英雄のポーズ1

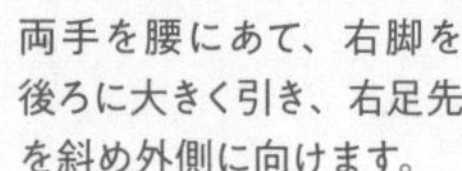

両手を腰にあて、右脚を後ろに大きく引き、右足先を斜め外側に向けます。

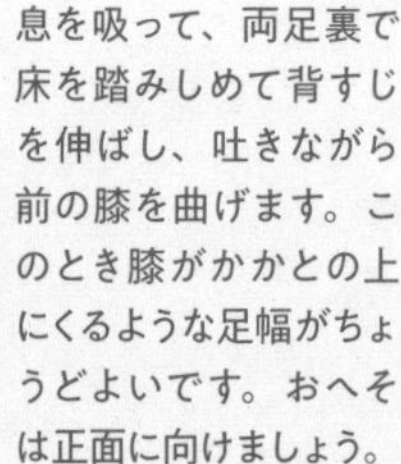

息を吸って、両足裏で床を踏みしめて背すじを伸ばし、吐きながら前の膝を曲げます。このとき膝がかかとの上にくるような足幅がちょうどよいです。おへそは正面に向けましょう。

吸って両手を前から頭の上に伸ばします。そのまま3呼吸キープしましょう。息を吸いながら曲げていた膝を伸ばし、吐いて両手をおろします。右脚を前に戻します。今度は左脚を後ろに引いて、同様に行いましょう。

4

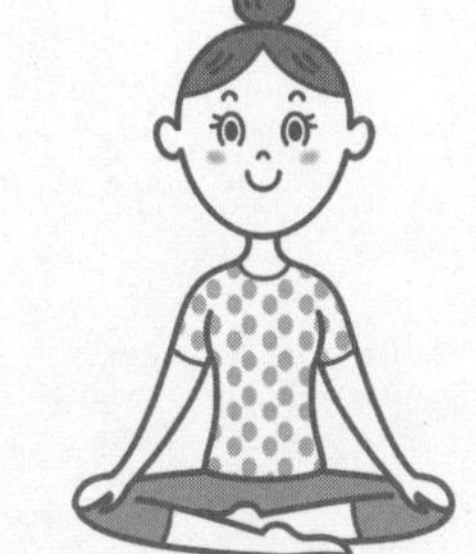

骨盤を立てて座る

骨盤を立たせて座ります。膝が床から浮いてもかまいませんが、姿勢を安定させるために、クッション、丸めたバスタオルなどの補助を坐骨の下に入れましょう。そして目を閉じて瞑想をスタートしましょう。

The Point

吸う 4 カウント
止める4カウント
吐く 4 カウント

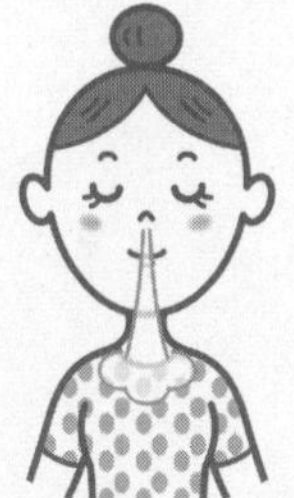

朝の瞑想　呼吸法

4カウントで鼻から息を吸ってから、軽く息を止めて4カウントキープ、4カウントかけて鼻から息を吐く。長く吐くのが難しければ、最初は吐くときに口から細いストローを通して息を長く吐くようにしてもよいでしょう。慣れたら鼻の呼吸にしましょう。この呼吸を10回ほど繰り返します。呼吸の長さのバランスをとる練習なので、もし苦しく感じたら、吸う3:止める3：吐く3にしてもかまいません。

6

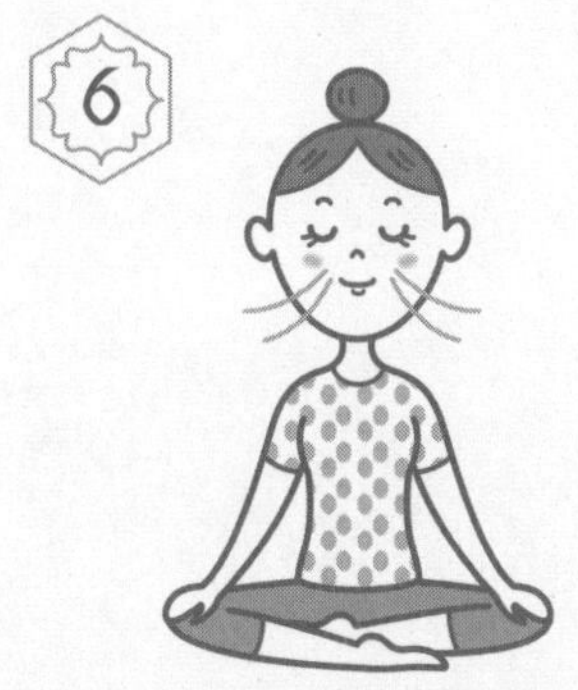

鼻の下の感覚を観察する瞑想

呼吸のコントロールを手放して自然な呼吸に戻します。その息の流れている鼻の入り口、鼻の穴のすぐ下の皮膚感覚に意識を向けましょう。吸ったり吐いたりするたびにわずかに風の流れる感覚が変わります。また、温度や湿度の変化も観察しましょう。

7

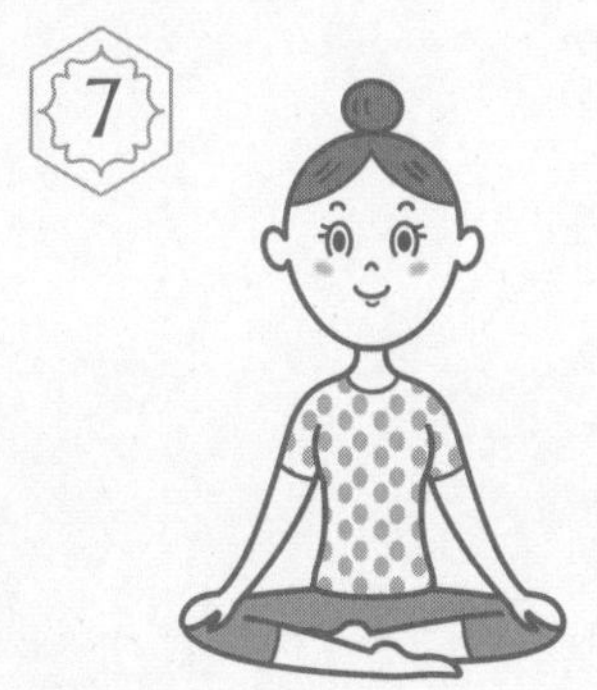

覚醒

瞑想から戻ります。両手の平で、ももをさすり､体に意識を戻しましょう。動きを止めて、目を薄く開けて再び閉じます。何度かまばたきをしてから目を開きます。今どんな感覚があるか観察しましょう。一度深呼吸をして終わります。

03 夜の瞑想

「夜の瞑想」は、「基本の瞑想」、「朝の瞑想」の倍の長さの20分で行います。1日の疲れを取り、ゆったりとリラックスできるように構成されています。仰向けになって股関節や背骨周辺の筋肉をストレッチし、腰をゆるめてから、呼吸法に入ります。

夜以外にも、どの時間帯に行ってもよいですが、寝つきが悪い、眠りが浅いなど睡眠に悩みがある人は、就寝前に行うことをおすすめします。休日などリラックスしたいときにもおすすめです。

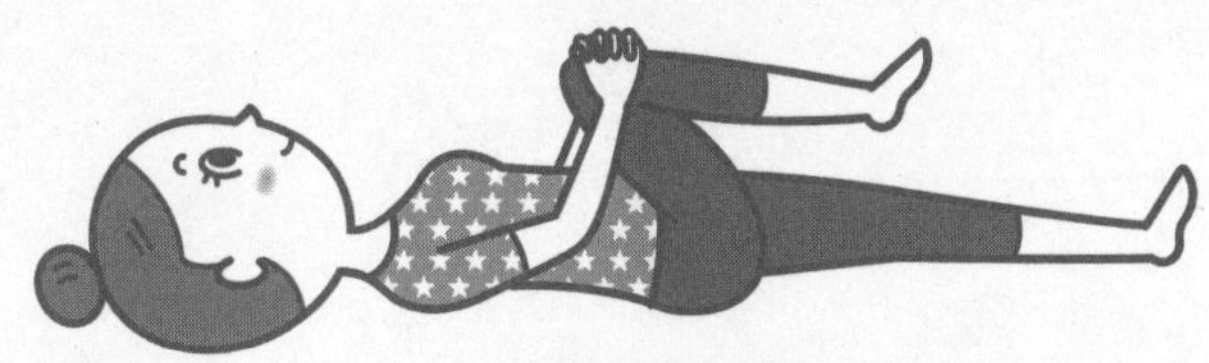

股関節のストレッチ

仰向けになります。右の膝を両手で胸に抱えます。息を吸って、膝を抱えたまま吐きながら、膝を胸に近づけ、息を吸ってゆるめます。この一連の流れを5回繰り返します。

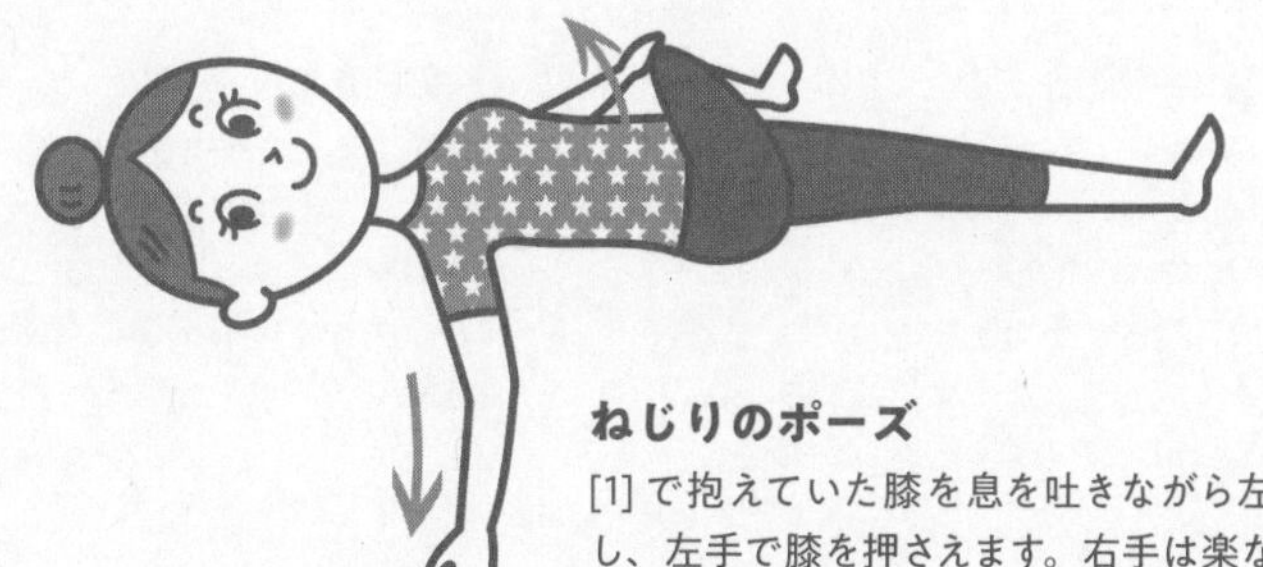

ねじりのポーズ

[1] で抱えていた膝を息を吐きながら左側に倒し、左手で膝を押さえます。右手は楽な場所に伸ばし、顔は右に向けましょう。そこで息を吸う、吐くを5回繰り返します。最後に息を吸いながら体と顔を中心に戻します。

股関節のストレッチとねじりのポーズ（反対側）

[1] と [2] を反対側でも同様に行います。[1] のように左の膝を抱えて5呼吸します。次に [2] のように左膝を右に倒して5呼吸します。

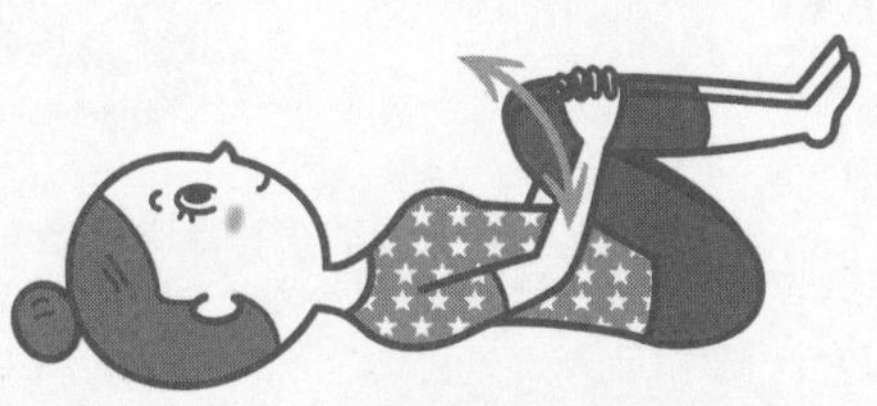

腰をゆるめる

両膝を両手で抱えて、左右にゆらゆらと揺らします。腰の下部、骨盤の後ろ側にある仙骨が床に刺激されているのを感じましょう。

5

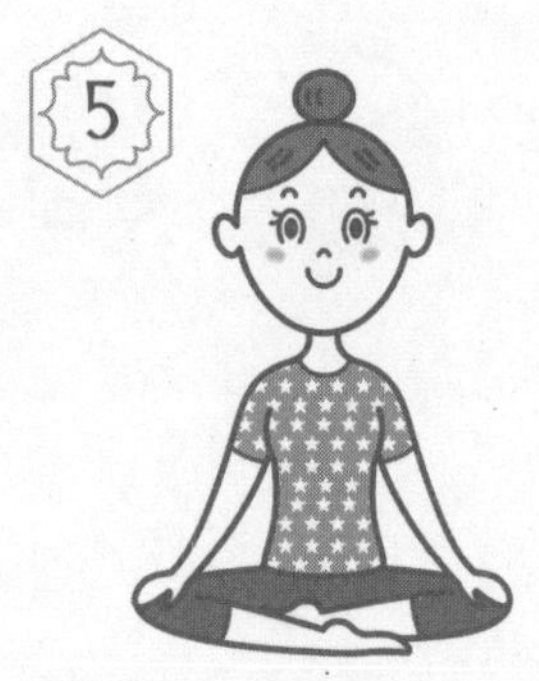

骨盤を立てて座る

骨盤を立たせて座ります。膝が床から浮いてもかまいません。姿勢を安定させるために、クッション、丸めたバスタオルなどの補助を坐骨の下に入れましょう。目を閉じて瞑想をスタートしましょう。

The Point
吸う 3 カウント
止める 2 カウント
吐く 6 カウント
止める 2 カウント

6

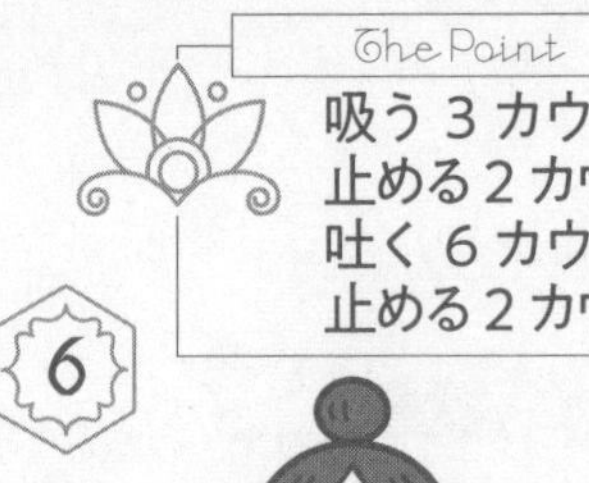

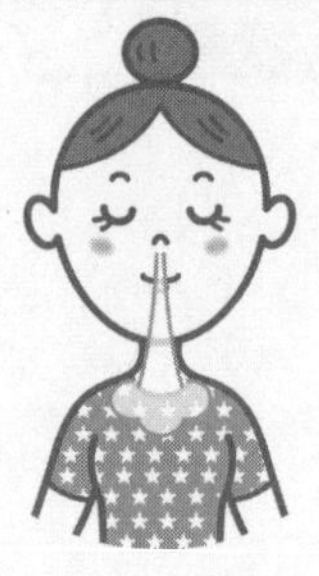

夜の瞑想　呼吸法

3 カウントで鼻から息を吸って、2 カウント息を止めます。6 カウントかけて鼻から息を吐き、また 2 カウント息を止めます。深く吸って、細く長く同じ強さで吐き出すのがコツです。吸う・止める・吐く・止めるを 1 回として、10 ～ 15 回ほど、この呼吸を繰り返しましょう。

7

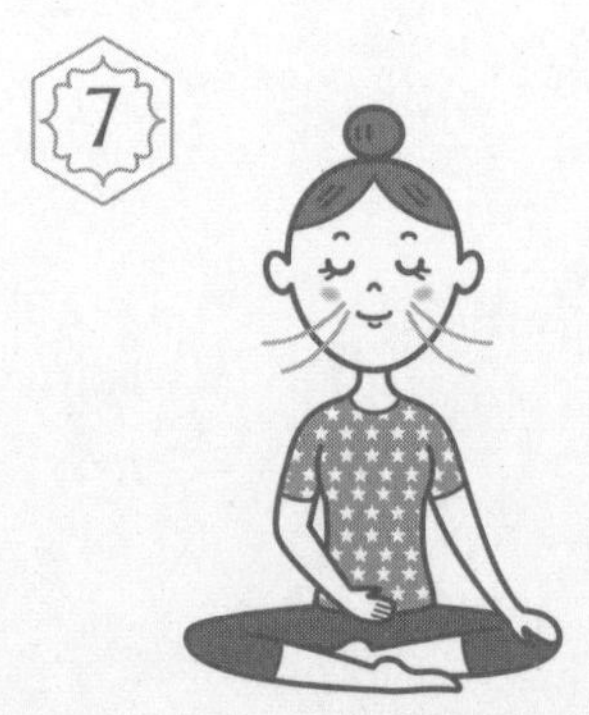

おなかの動きを観察する瞑想

自然な呼吸に戻します。片手を下腹部に当てて、自然な呼吸とともにおなかが動いているのを観察します。呼吸のたびにおなかの動くのを自覚できていたら、手の平はそのままでも、ももの上におろしてもかまいません。

8

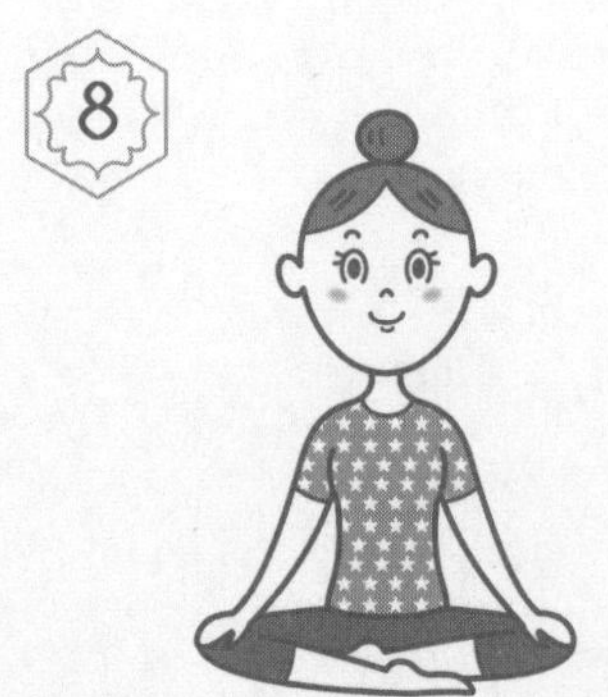

覚醒

瞑想から戻ります。両手の平で、ももをさすり、体に意識を戻しましょう。動きを止めて、目を薄く開けて再び閉じます。何度かまばたきをしてから目を開きます。一度深呼吸をして終わります。今どんな感覚があるかを観察しましょう。

04 ボディスキャン

10分

「ボディスキャン」は、仰向けになり、体の隅々までひとつひとつ意識しながらリラックスを促す瞑想法です。体と脳を休ませる瞑想法なので、就寝前や休日に行うのがおすすめです。

体をわずかに動かして、一度緊張状態を作り、ゆるめます。そうすることでリラックスしている感覚を自覚しやすくします。その後、体を動かさずに意識を巡らせていく瞑想法に入ります。そのまま眠ってしまってもかまいませんが、眠らない場合は、意識がゆったりとしているので、ゆっくりと動いて日常へ戻っていきましょう。

仰向けに寝る

両脚は広めに開き、両腕は体の横の楽な場所に置きます。目を閉じて、鼻でゆったりとした呼吸を行います。

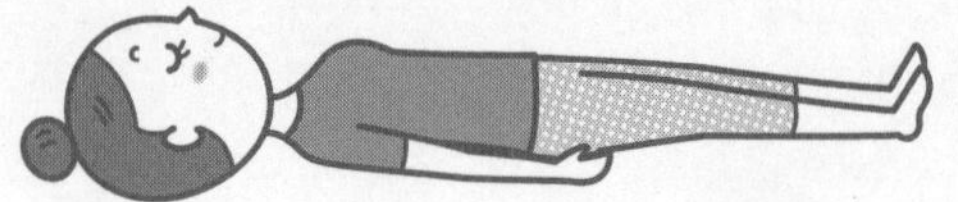

顔に緊張を作ってゆるめる

息を吸って、目をぎゅっとつぶり、鼻先に向かって顔全体に力を入れます。3秒キープし、息を吐きながらゆるめます。

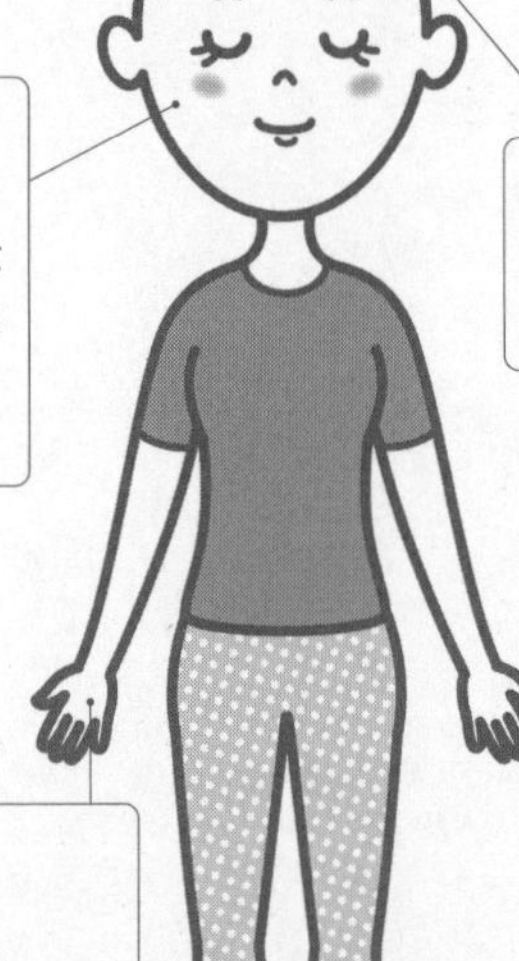

5

頭と首の緊張をゆるめる

頭を左右にゆらゆら揺らして、頭と首の緊張をゆるめます。

両腕に緊張を作ってゆるめる

両手で握りこぶしを作り、肩をすくめるようにして腕全体に力を入れます。息を吸いながら腕全体をわずかに床から持ち上げ、緊張状態を3秒キープします。息を吐いて力を抜いて腕をふわっとおろしましょう。

両脚に緊張を作ってゆるめる

両足の指先をぎゅっと丸め、かかとを押し出し、脚全体に緊張を作ります。息を吸いながらかかとを床からわずかに持ち上げ、緊張状態を3秒キープします。息を吐きながら、力を抜き、足の指先をふわっと広げてゆるめます。

ゆるめたあとの全身を感じる

全身が心地よくゆるんでいる状態を感じます。呼吸が穏やかになっているでしょうか。体がゆるんだ様子を観察しましょう。

ボディスキャン

体を動かさずに、その部分が
〝リラックスしている〟と意識しましょう。

顔全体をリラックス
頬、唇、口の中、舌がリラックス。
まぶた、目の奥、眉間がリラックス。
おでこ、頭皮がリラックス。

上半身全体をリラックス
おなか、お尻、腰、背中、胸、両肩、首、上半身全体がリラックス。

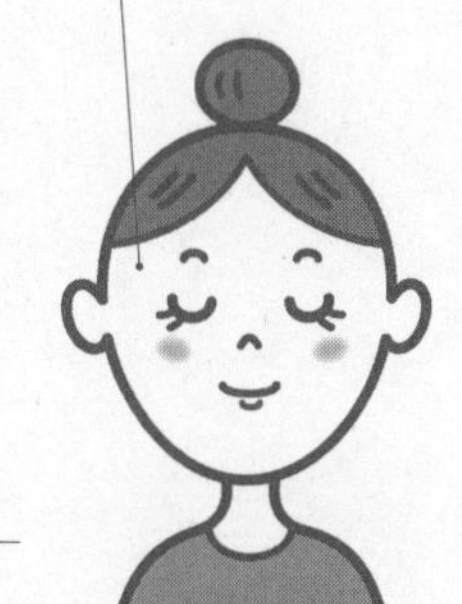

7

両腕をリラックス
右の手の平、右手首からひじの間、右の二の腕、右肩、右腕全体がリラックス。
左の手の平、左手首からひじの間、左の二の腕、左肩、左腕全体がリラックス。

両脚をリラックス
右足の裏、足首、すね、膝、もも、脚の付け根、右脚全体がリラックス。
左足の裏、足首、すね、膝、もも、脚の付け根、左脚全体がリラックス。

体全体をリラックス
頭頂からつま先まで、体全体がリラックス。
心地よく休んでいる自分の体を自覚します。呼吸は自然に内側から沸き起こっています。まどろんでいるような状態で、ゆったりとした呼吸の流れに身をゆだねます。そのまま寝てしまってもかまいません。

覚醒

目覚める場合は、少しずつ体を動かして、徐々に休んでいた体に意識を戻します。

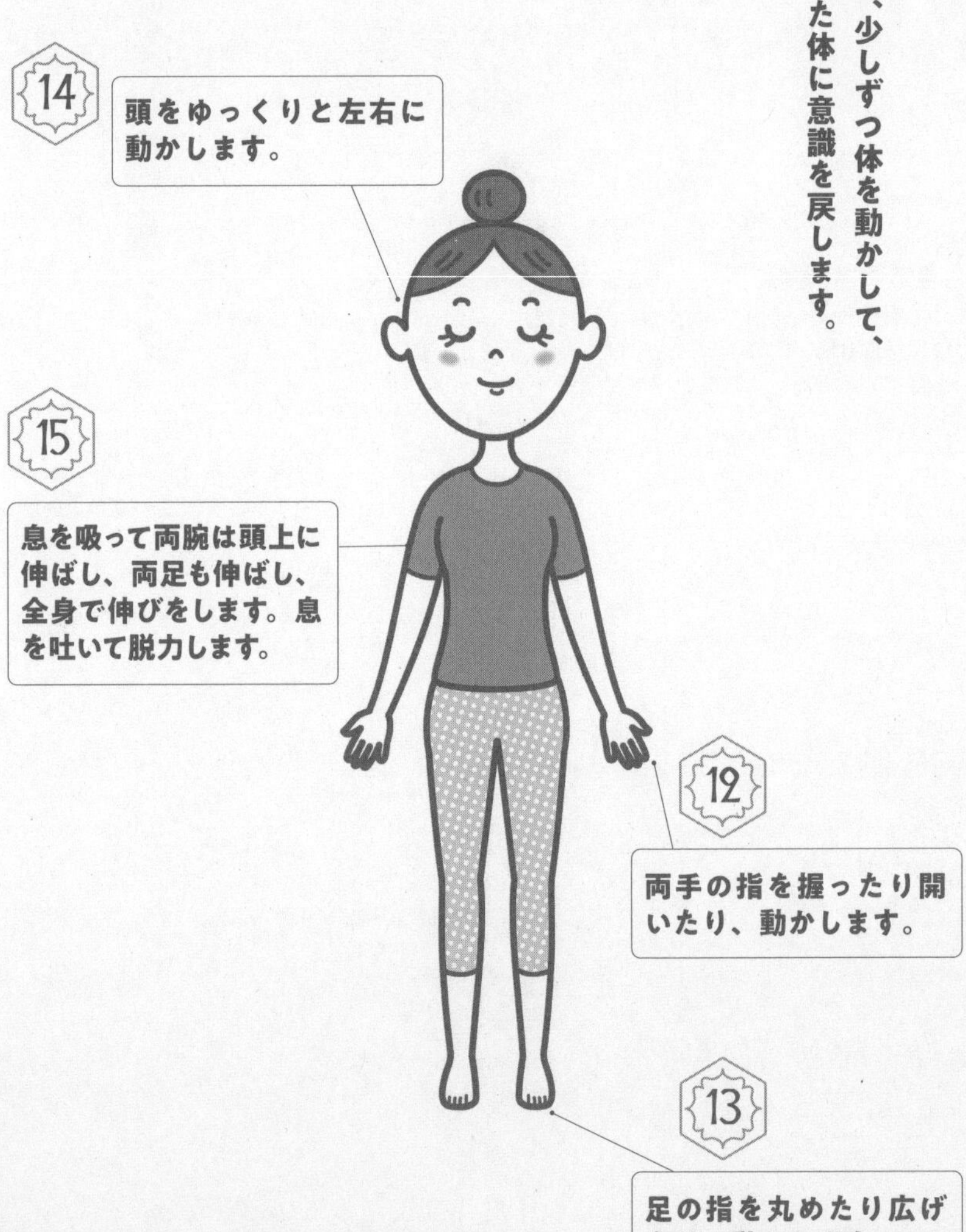

両膝を立てて片側に倒し、上半身も寝返りを打つように横向きになり、そこで一度落ち着きます。3呼吸しましょう。

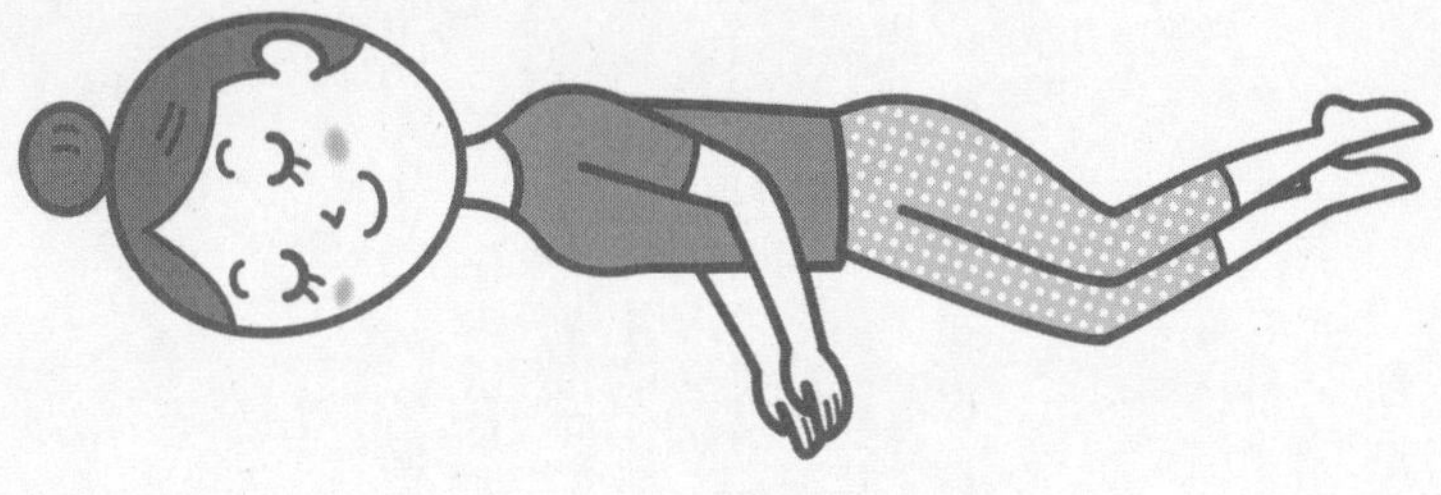

両手を床について、体を支えながらゆっくりと体を起こしましょう。

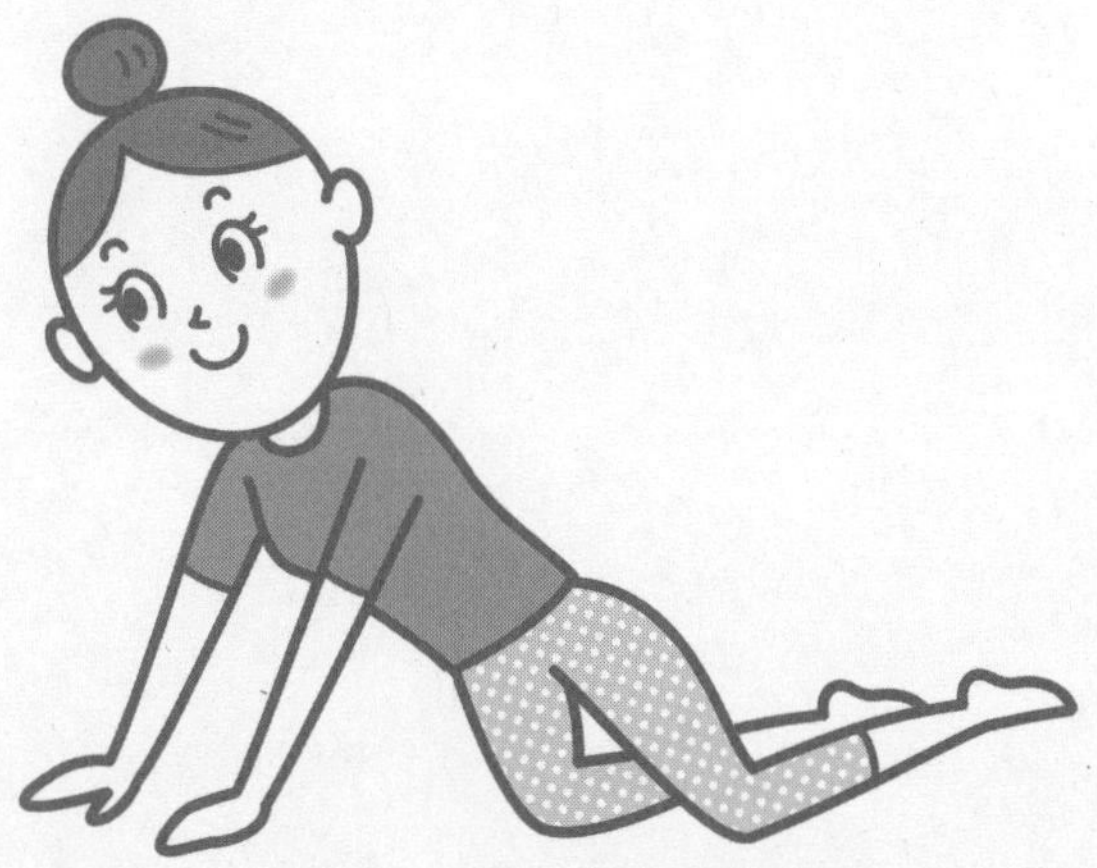

動く瞑想

05

「動く瞑想」では、ヨガのポーズで体を動かしてから瞑想に入ります。一度、体を動かして心拍数を上げると、その後体がリラックス状態に入りやすいため、より瞑想に入りやすくなります。背骨を、左右、前後、ねじるなど、あらゆる方向に動かすポーズをします。背骨には脳と体の各部位をつなぐ神経が通っているため、背骨を十分に動かすことで体全体の神経系に刺激を与えることができるのです。

また、体を動かすことで、全身の血液循環が増し、脳にも酸素が行き渡るため、気分転換になり、その後の集中力が高まりやすくなります。運動不足を感じているときなどにも、リフレッシュとしておすすめします。

リラックスして立つ

足を腰幅に開いて立ちます。足の裏全体で床を踏みしめましょう。

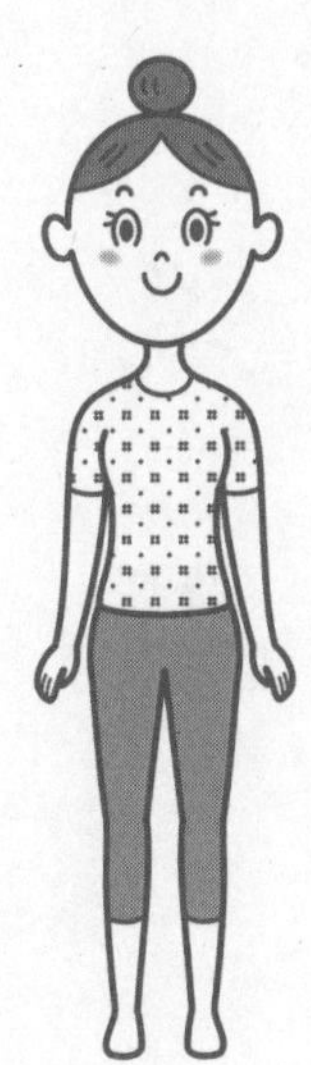

体側のストレッチ

息を吸って両手を上に伸ばし、吐いて親指同士を絡めます。息を吸って上に伸びて、吐きながら右側に上半身を倒します。息を吸って中心に戻り、吐きながら左側に上半身を倒します。最後に息を吸って中心に戻り、吐いて両手を体の横に戻します。

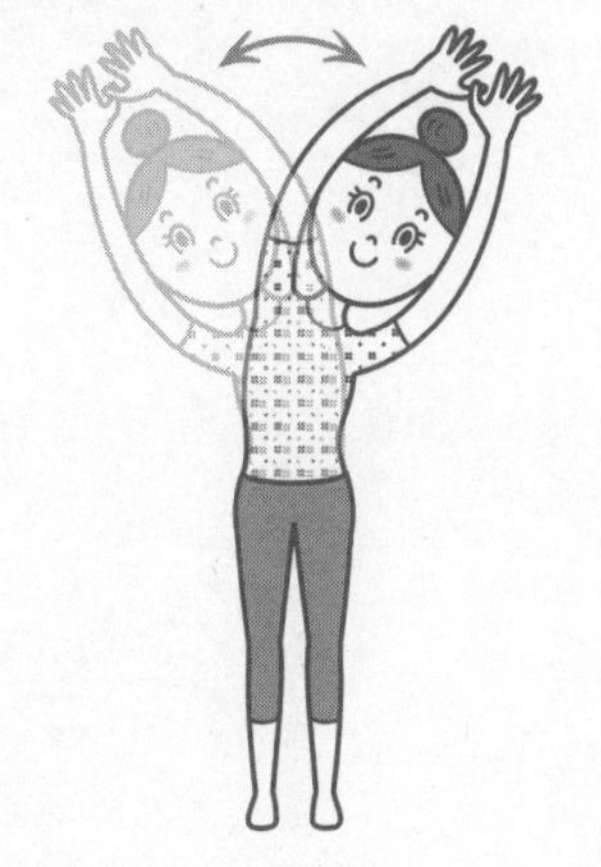

英雄のポーズ1

両手を腰にあて、右脚を後ろに大きく引き、右足先を斜め外側に向けます（イラスト右）。息を吸って、両足裏で床を踏みしめて背すじを伸ばし、息を吐きながら前の膝を曲げます。おへそは正面に向けましょう（イラスト中央）。

息を吸って両手を頭の上に伸ばします。そのまま3呼吸キープしましょう（イラスト左）。息を吸いながら曲げていた膝を伸ばし、吐いて両手をおろし、右脚を前に戻します。今度は左脚を後ろに引いて同様に行いましょう。

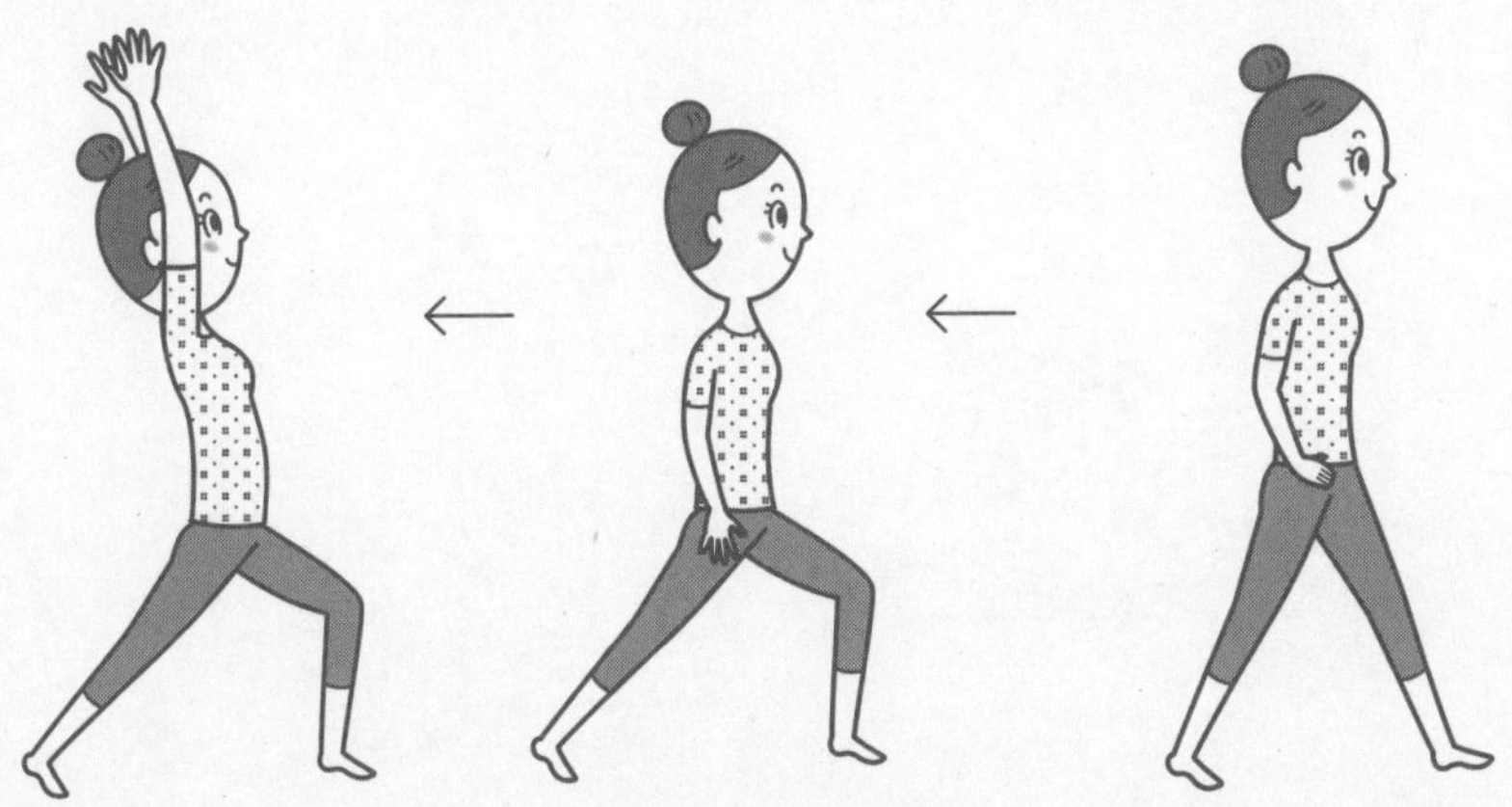

座位のねじりのポーズ

両脚を前に伸ばして座り、右膝を立てます。その膝を両手で抱えて背すじを伸ばします（イラスト右）。右足を左脚の向こう側におき、左腕を右膝にかけ、右手は右腰の後ろにおきます。息を吸いながら背すじを伸ばし、吐きながら上半身を右側にねじります。そこで３呼吸キープします（イラスト左）。息を吸いながらねじりを戻します。脚を入れ替えて反対側も同様に行います。

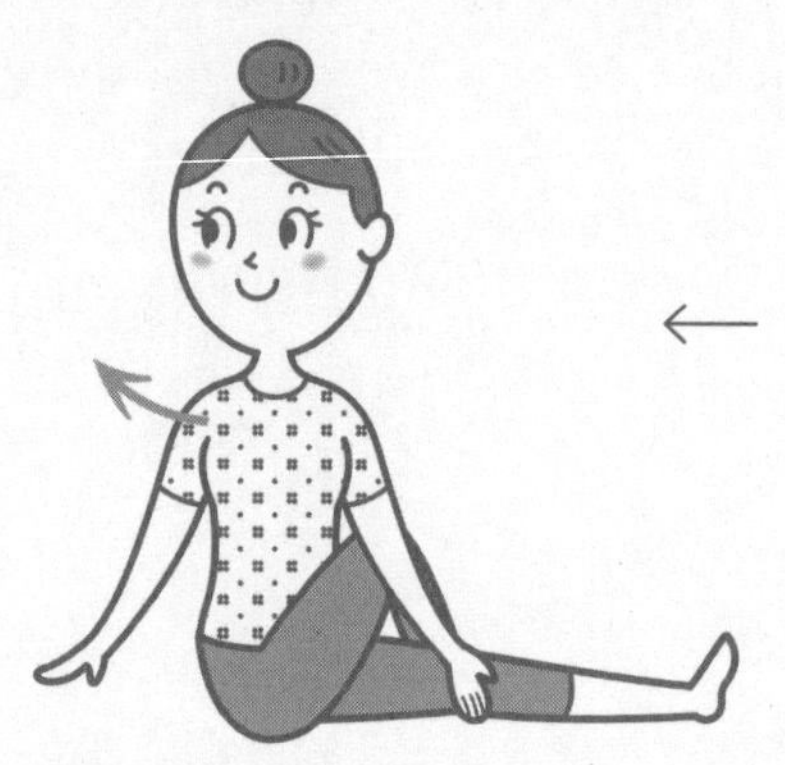

←

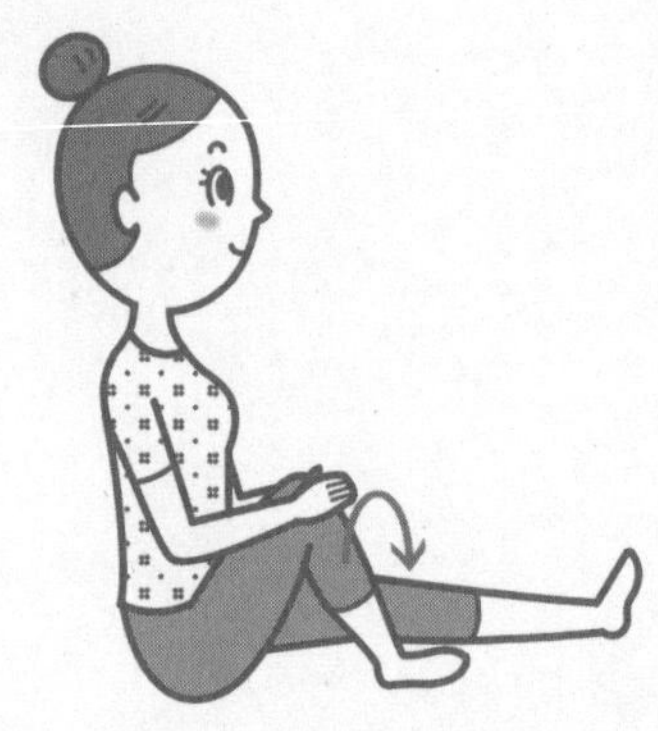

座位の前屈のポーズ

両脚を前に伸ばして座り、右膝を立てて横に倒します。右足裏は左の内ももに当てます（イラスト右）。息を吸って背すじを伸ばし、吐く息でももの付け根から上半身を前に倒します。両手は左脚のつま先やすねに添えて、３呼吸キープ（イラスト左）。息を吸いながら上半身を起こします。脚を入れ替えて反対側も同様に行います。

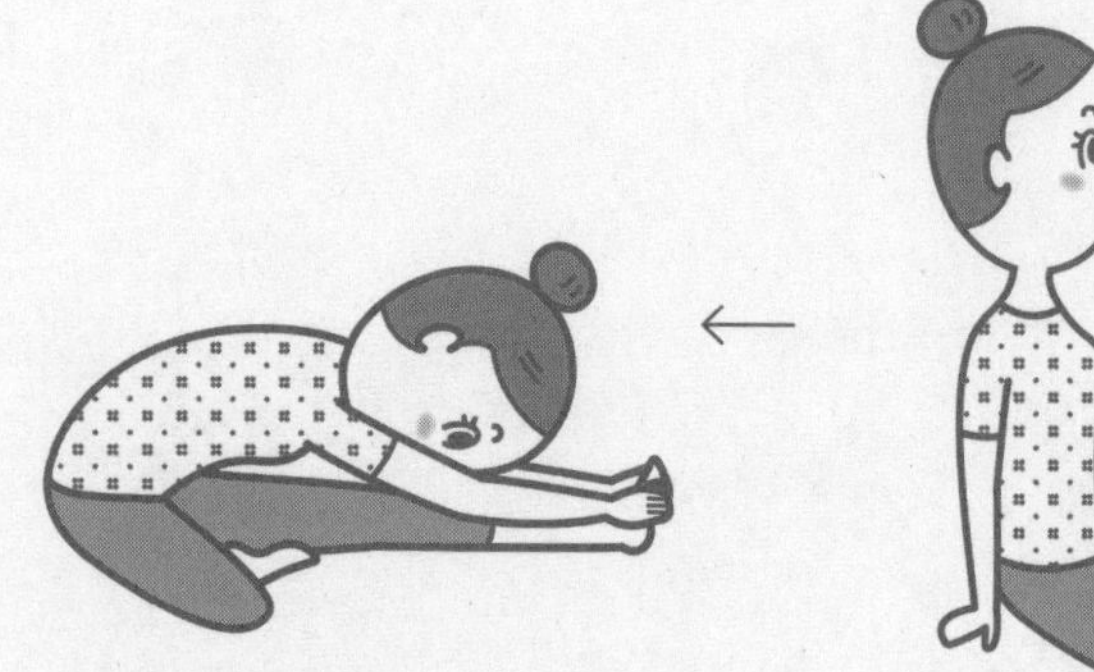

←

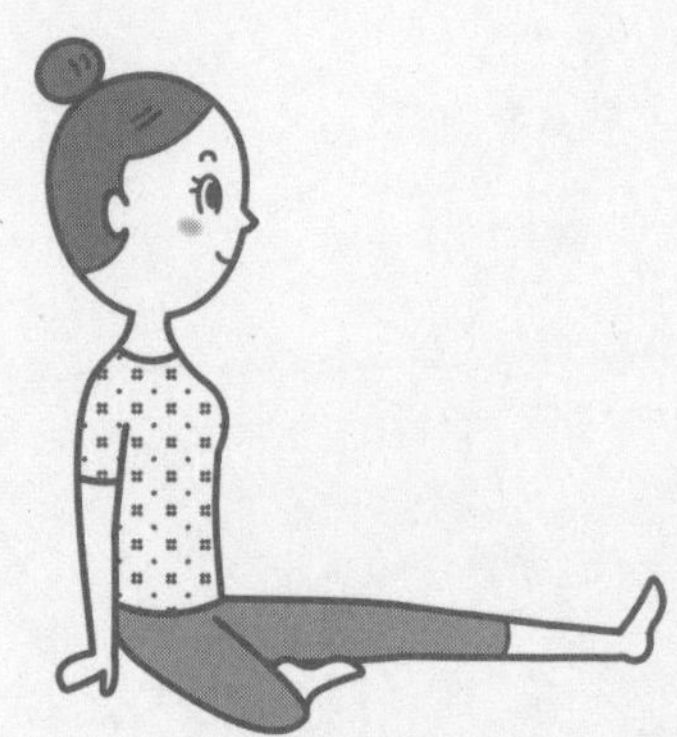

6

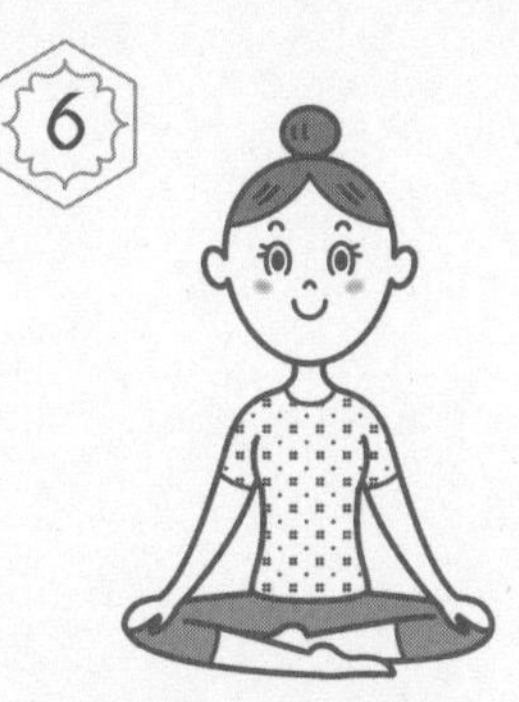

骨盤を立てて座る

左右の坐骨に均等に、かつ坐骨の真ん中に体重が乗るように意識して座ります。骨盤を立てることで頭が背骨の真上にきます。肩や首の余分な力は抜きましょう。目を閉じて瞑想をスタートします。

The Point
吸う 3 カウント
吐く 6 カウント

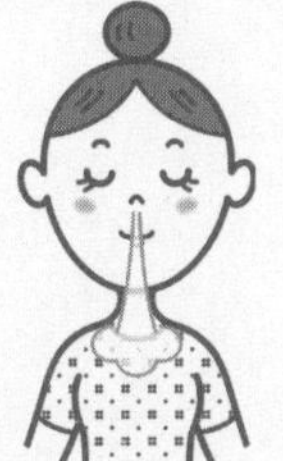

基本の瞑想　呼吸法

3 カウントで鼻から息を吸って、6 カウントかけて鼻から息を吐きます。深く吸って、細く長く同じ強さで吐き出すのがコツです。鼻から息を長く吐くのが難しければ、口から細いストローを通して吐くイメージで行ってもよいでしょう。慣れたら鼻からの呼吸にしましょう。この呼吸法を 10 ～ 15 回程度繰り返しましょう。吐く息を長くすることで、気持ちを落ち着けたり、リラックスすることができます。

8

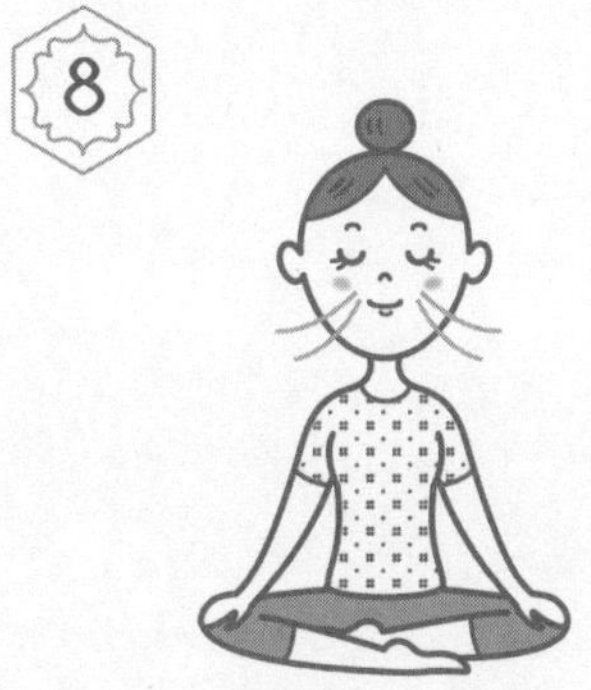

呼吸の状態を観察する瞑想

呼吸のカウントを終え、コントロールを手放し、自然な呼吸に戻ります。吸って吐いてを1として、いーち、にーいと数えながら30呼吸、自然な呼吸を観察します。自分の呼吸の状態、長さや深さ、速さなどに気づくということが、瞑想の練習になります。

9

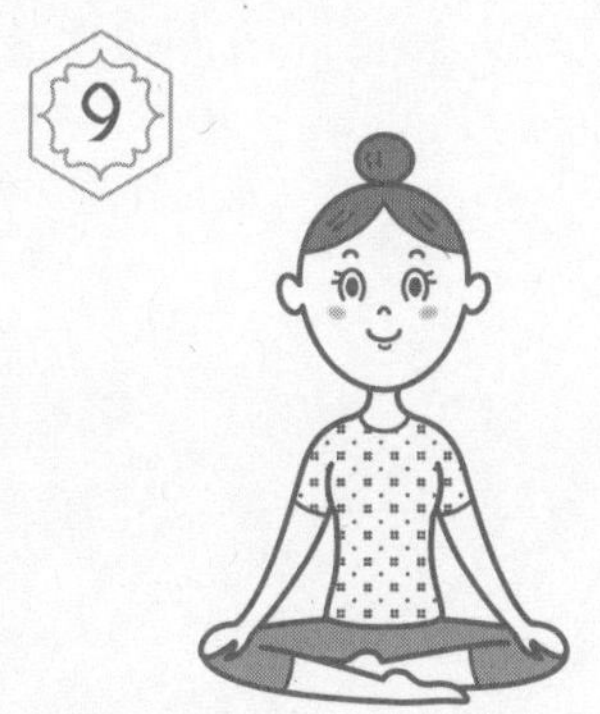

覚醒

瞑想から戻ります。両手の平で、ももをさすり、体に意識を戻しましょう。動きを止めて、目を薄く開けて再び閉じます。何度かまばたきをしてから目を開きます。一度深呼吸をして終わります。

STEP 4

EVERYDAY
YOGA
MEDITATION

瞑想
応用編

通勤瞑想

06

瞑想は、コツさえ覚えれば、立ったまま電車やバスの中などでも可能です。この「通勤瞑想」は、通勤電車やバスの中、人が多い場所など、ざわざわする環境にあっても、落ち着いていられるような心を培う瞑想です。

自分では自由に変えられない状況の中でも、自分自身、そして周囲の状況を俯瞰でとらえ、客観的に見ることで、自分の感情と距離をおく練習をします。

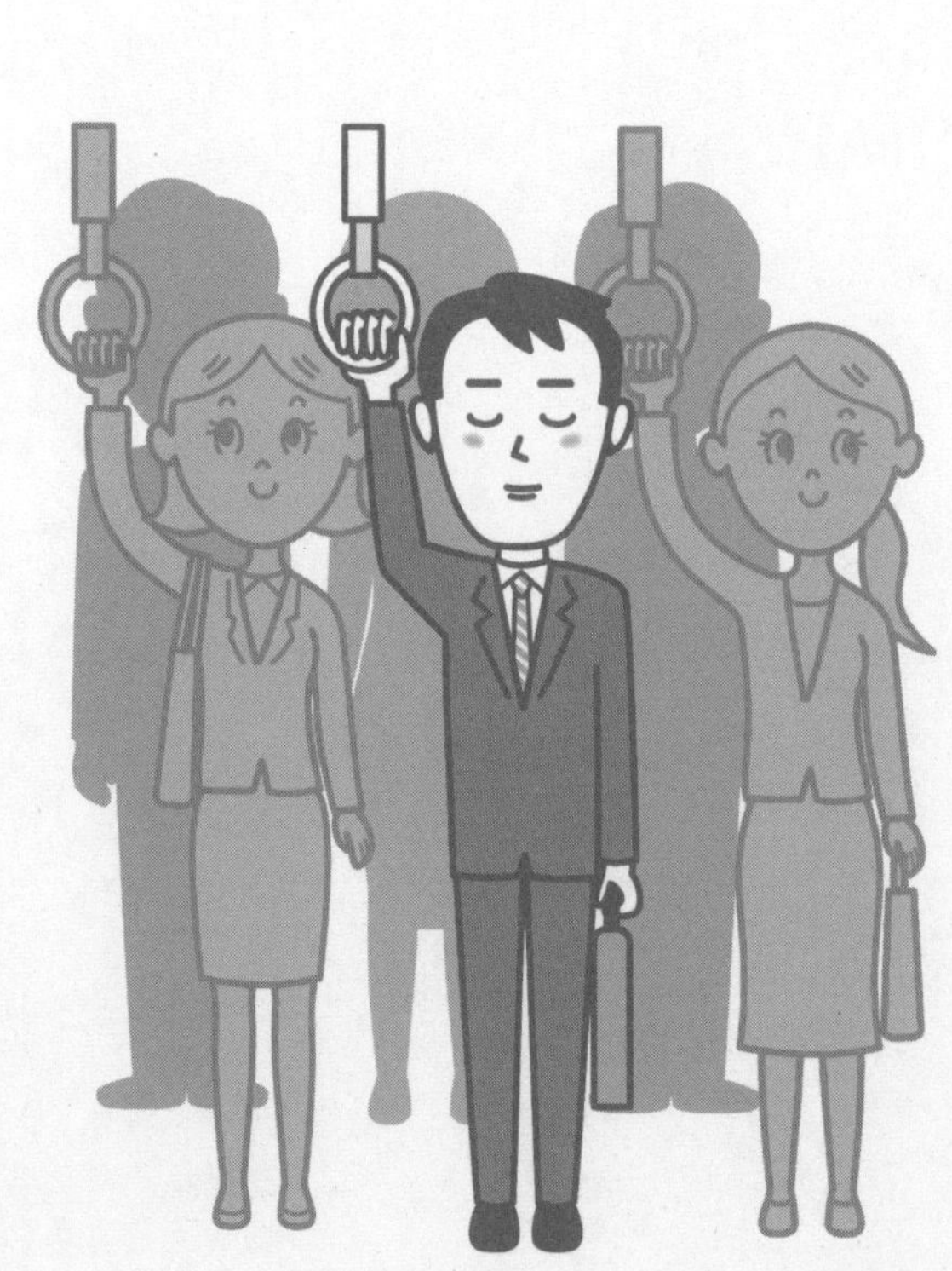

1 つり革や手すりにつかまり、足は腰幅程度にリラックスして開きます。

2 目は閉じ、自然な呼吸を観察します。

3 両足の裏に意識を集中し、床と接している場所を感じましょう。

4 乗り物が発車するときの揺れ、停車時の感覚によって変化する自分の重心を感じてください。

5 今の自分の状況を、頭上から見ているかのようにイメージします。自分の周囲、車内全体、乗り物が走っている場所、とだんだん意識を広げていきましょう。

6 目の前だけを見てざわついたり、イライラしたりするのでなく、自分自身を取り巻く状況を客観的にとらえ、まわりに視野を広げます。広い視点でものごとをとらえる練習になります。

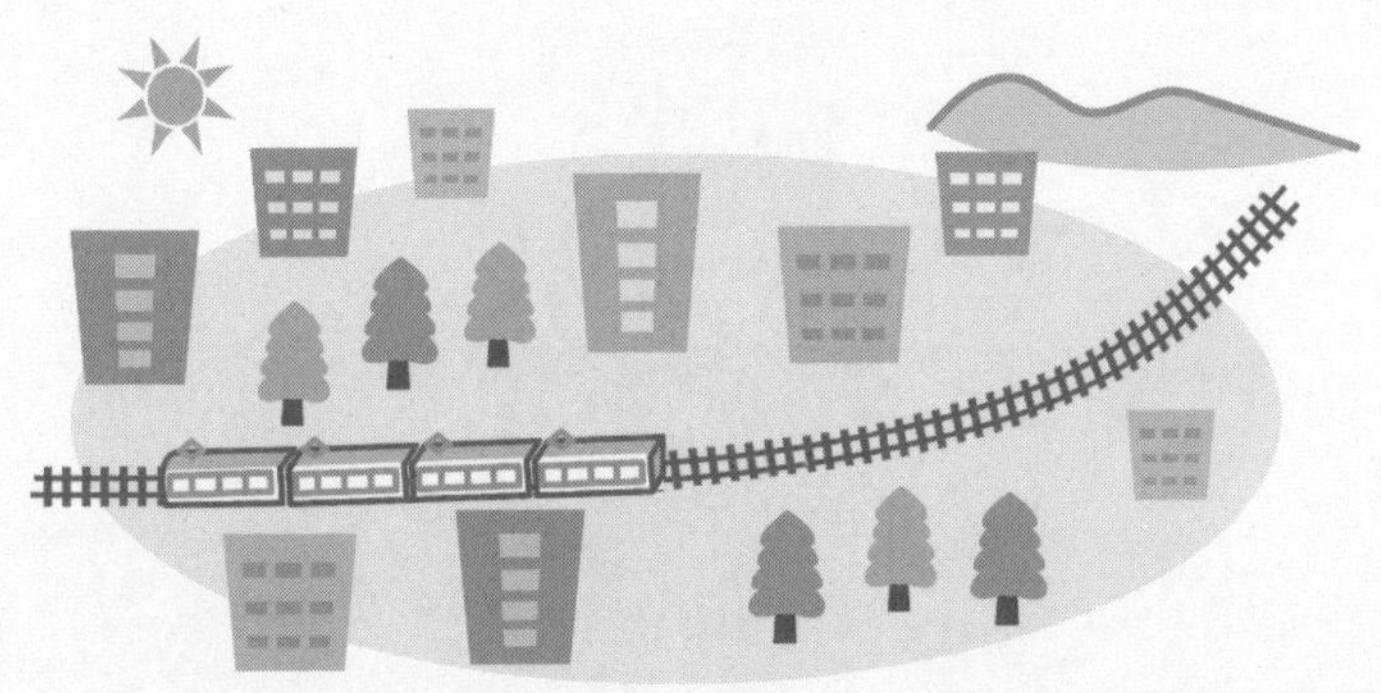

07 オフィス瞑想

「オフィス瞑想」は、椅子に座ったまま、軽くストレッチをしてから行う瞑想です。集中力が途切れそうなとき、リフレッシュしたいときにもおすすめです。靴を脱いで行うと、よりリラックスできるでしょう。

椅子に姿勢よく座る

浅めに腰かけて、両足の裏全体を床につけます。

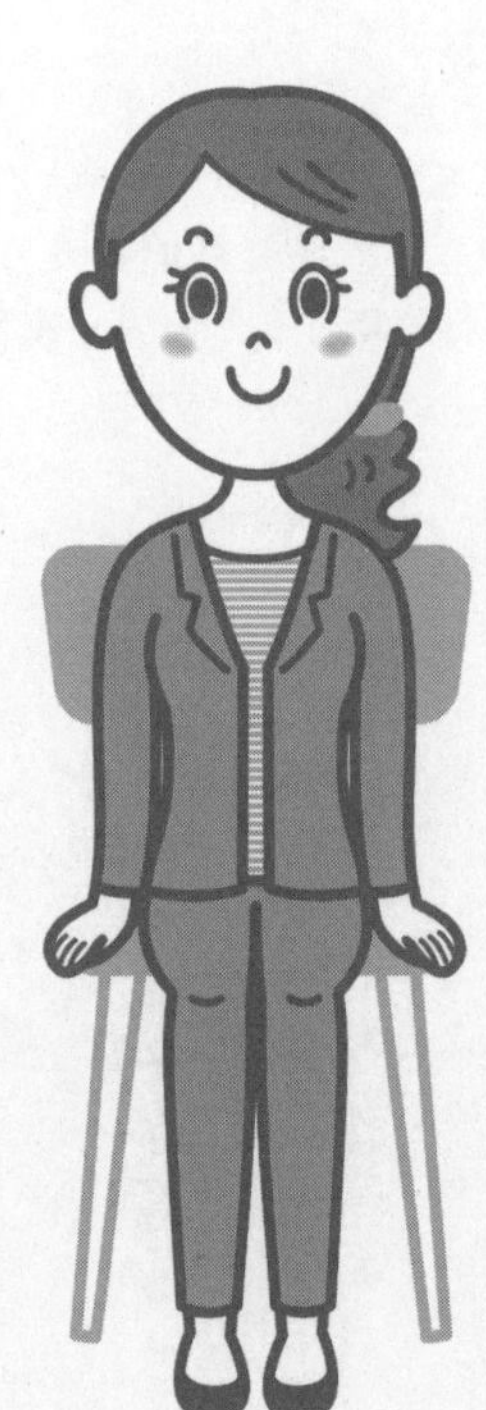

体側のストレッチ

息を吸って両腕を頭の先に伸ばし、親指同士を引っかける。息を吐きながら、上半身を右に倒し、そこで３呼吸キープします。次の吸う息で中心に戻りましょう。吐きながら上半身を左に倒し、３呼吸キープします。最後に息を吸って中心に戻ります。手をももの上におき、両方の体側が伸びた感覚を味わいましょう。

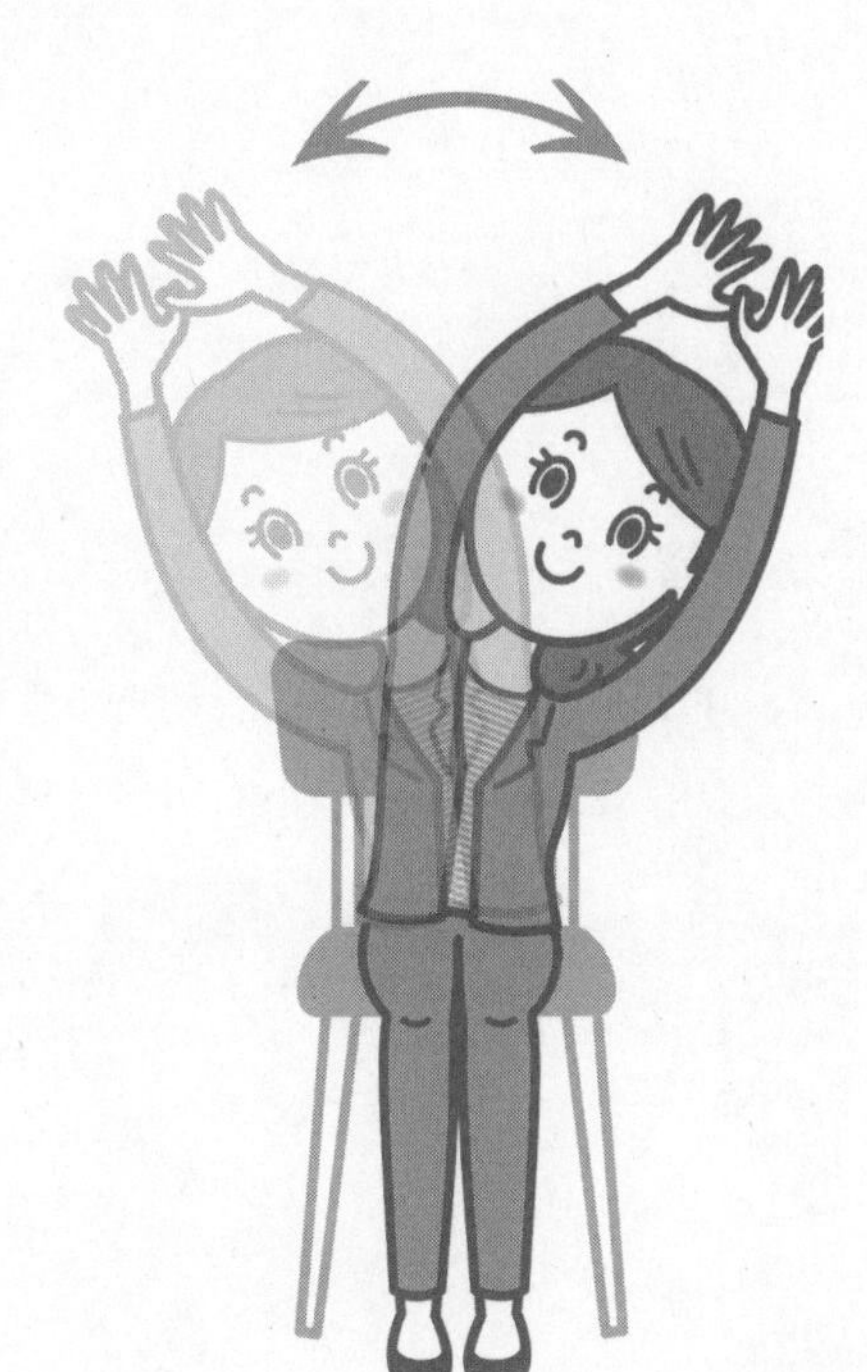

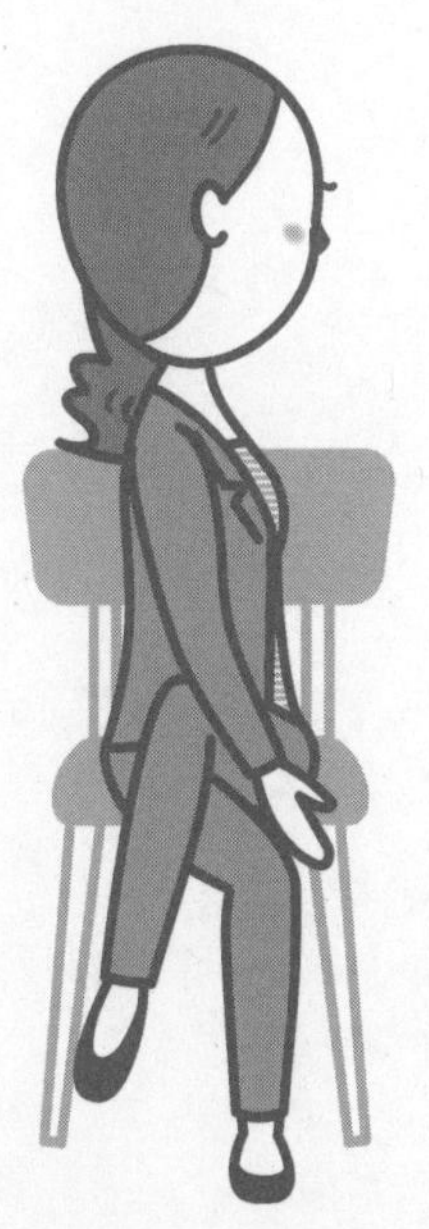

ねじりのポーズ

右脚を左脚の上に深く組み、左手をももの上に、右手をお尻の右側の座面、もしくは背もたれにおきます。息を吸って膝同士をぎゅっと寄せて、背すじを伸ばします。息を吐きながら上半身を右側にねじりましょう。右手は椅子の背もたれに手をかけてもOK。その状態で３呼吸繰り返します。次に息を吸うときに上半身を中心に戻しましょう。[1] の姿勢に戻り、ゆるんだ感覚を味わいます。脚を入れ替えて反対側も行いましょう。

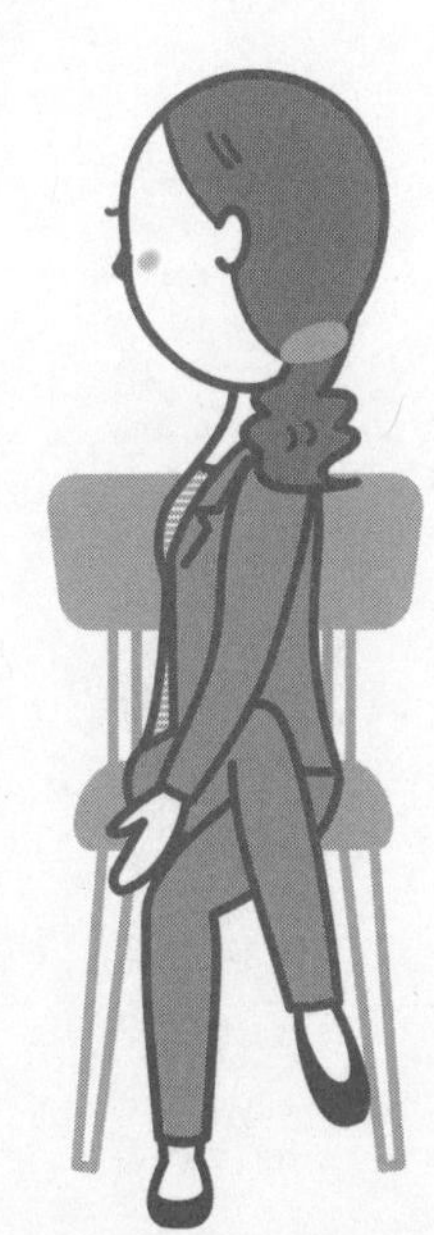

オフィス瞑想　呼吸法

両手をももの上の楽な位置において、背すじを伸ばして座る。まわりの音や動きが気になるような環境の中でも、自分への集中を保つために、呼吸の数をカウントしていきましょう。吐く息が長めになるように、ゆったりと鼻から吸って、吐いてを繰り返します。その吸って吐いてを1として、いーち、にーい、さーん、と心の中で30呼吸を数えます。

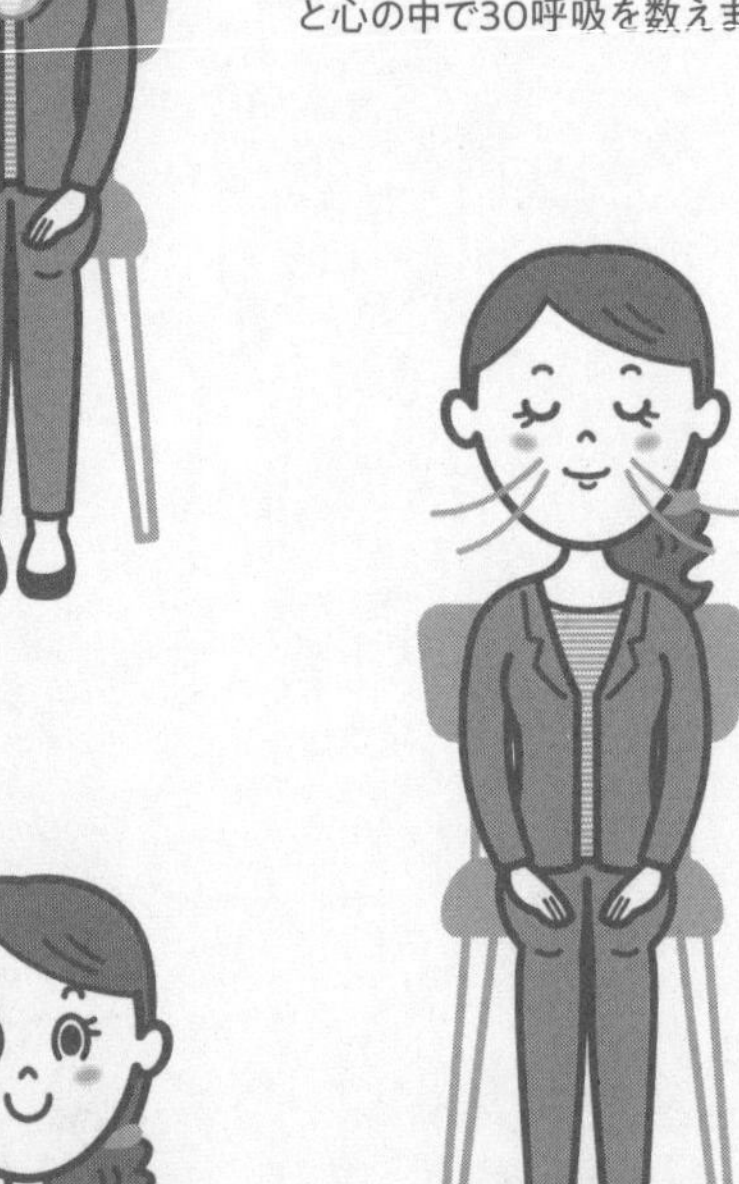

自然な呼吸

呼吸のカウントを終えて自然な呼吸に戻します。自然な呼吸が、どんな状態なのかを観察しましょう。

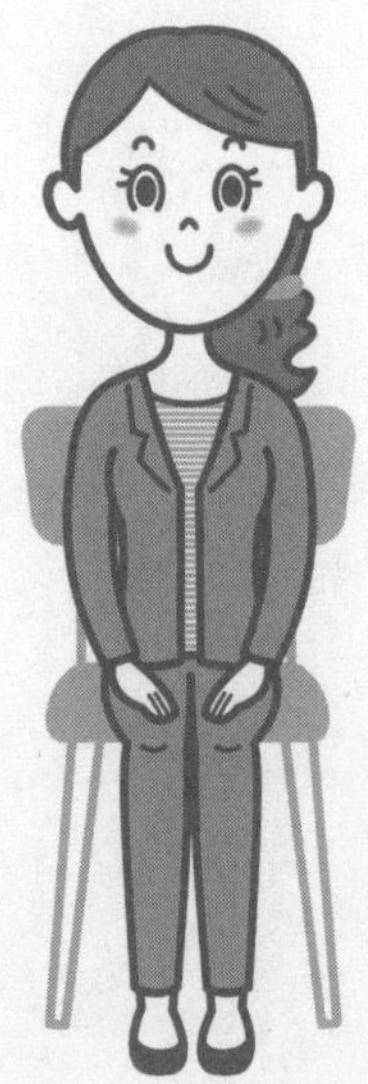

覚醒

瞑想から戻ります。両手の平で、ももをさすり、体に意識を戻しましょう。動きを止めて、目を薄く開けて再び閉じます。何度かまばたきをしてから目を開きます。今どんな感覚があるか観察しましょう。一度深呼吸をして終わります。

08 残業瞑想

「残業瞑想」は、「オフィス瞑想」よりもさらにダイナミックに体を動かし、特に下半身をしっかり動かすことで、全身の巡りを整えてから、瞑想します。

長時間集中していると息を詰めていたり、同じ姿勢で体に負担がかかっている場合があります。1日の疲れが出やすい夕方以降、さらに仕事をしたいというときにおすすめです。

男性でスーツの方は上着を脱ぐ、ネクタイをゆるめる、シャツのボタンを上からいくつか外す、ベルトをゆるめるなど、リラックスした状態で行いましょう。

椅子に姿勢よく座る

浅めに腰かけて、両足の裏全体を床につける。

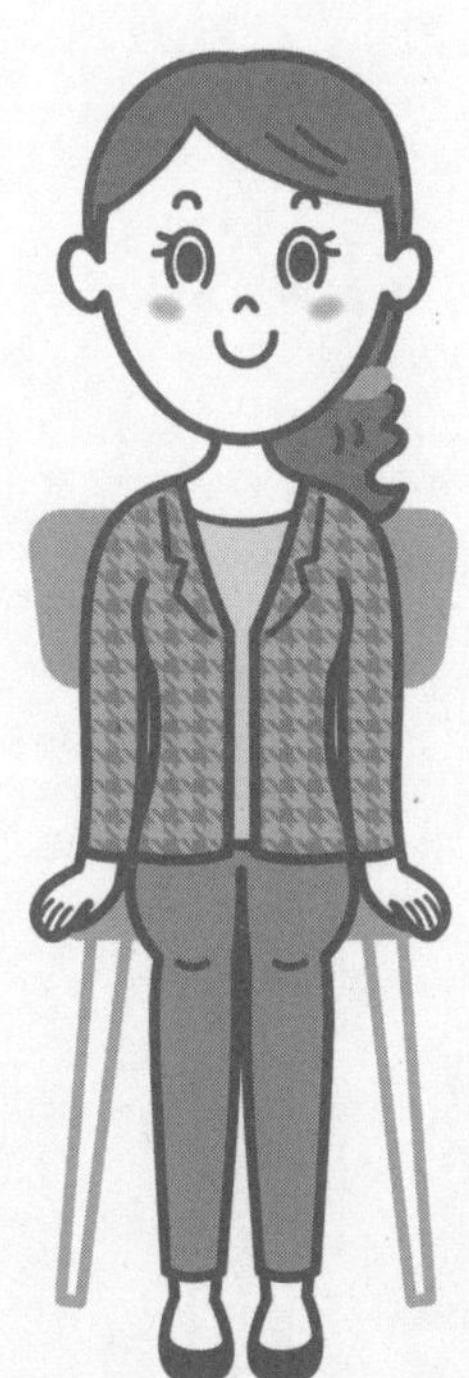

2 座った門のポーズ

体を右側にずらし、左のお尻だけで浅めに椅子に腰かけます。右脚を真横に伸ばし、右手を右ももに添えます。息を吸って左手を上げて吐きながら右側に上半身を倒します。そこで３呼吸キープします。息を吸って上半身を起こしたら両手両脚を戻して [1] の姿勢に戻り、左右のわき腹の違いを感じる。反対側も同様に行います。

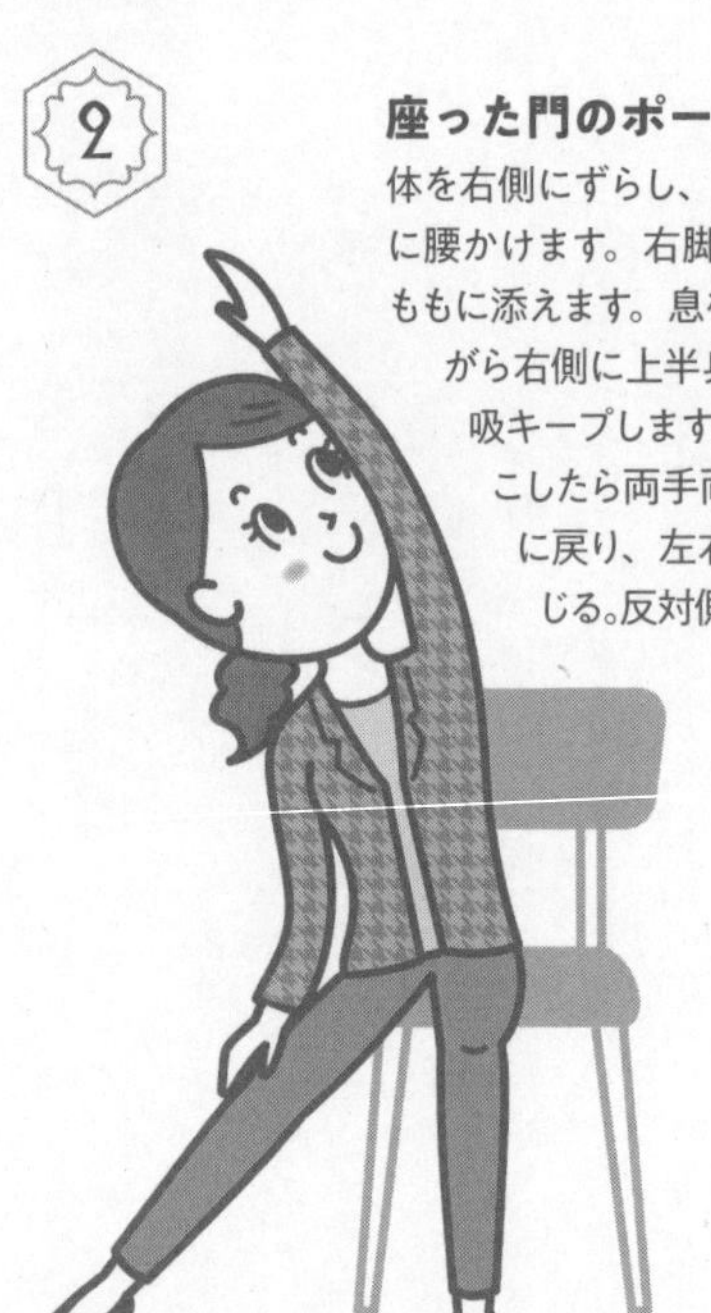

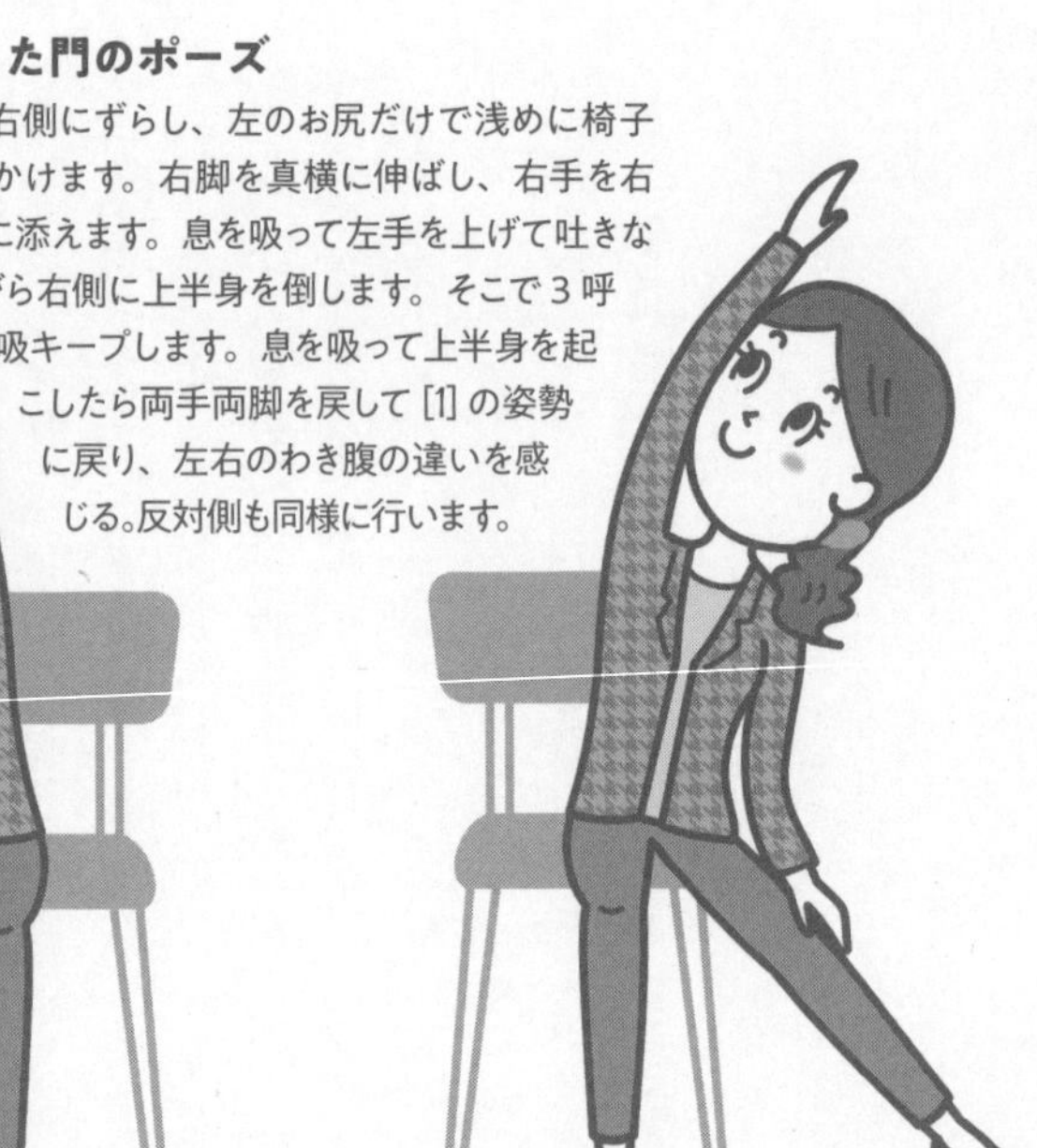

3 座った英雄のポーズ

体を右側にずらし、左のお尻だけで浅めに椅子に腰かけます。左手を座面において体を支えながら右足を後ろに引きます。息を吸って右手を上げて、吐きながら右膝をできるだけ伸ばします。そこで3呼吸キープします。両手両脚を戻して [1] の姿勢に戻り、もも前側の伸びを感じましょう。反対側も同様に行います。

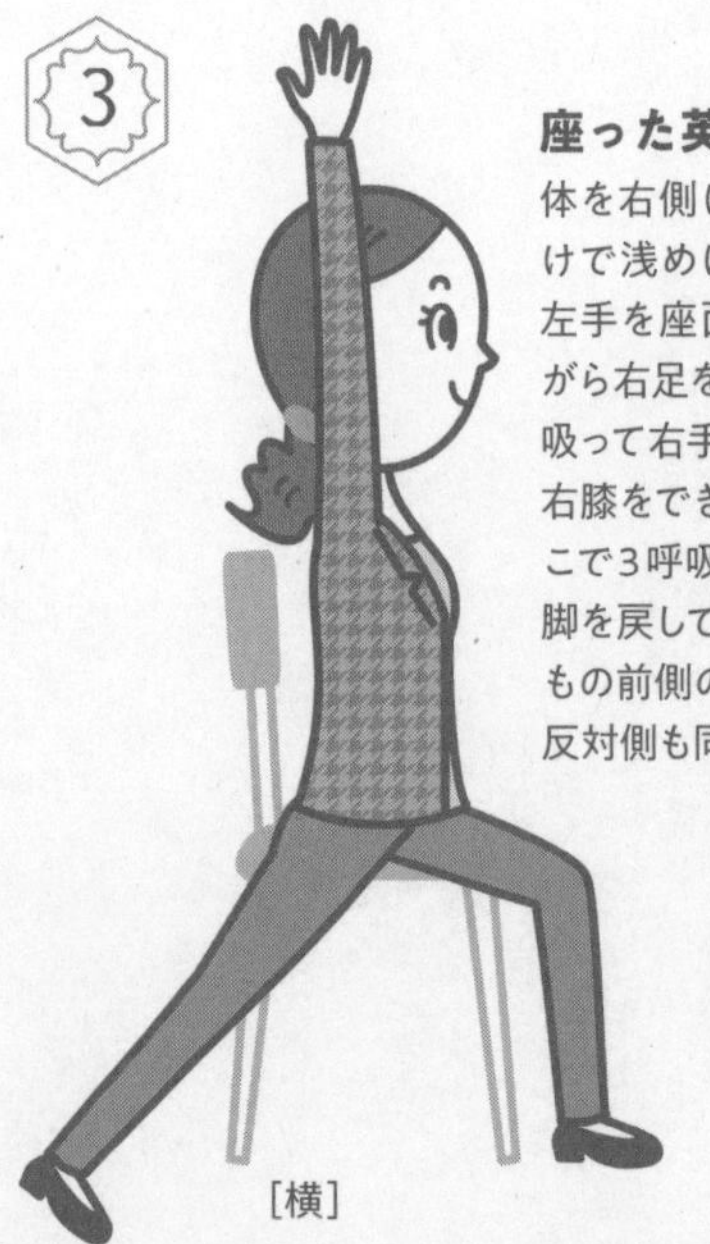

［横］

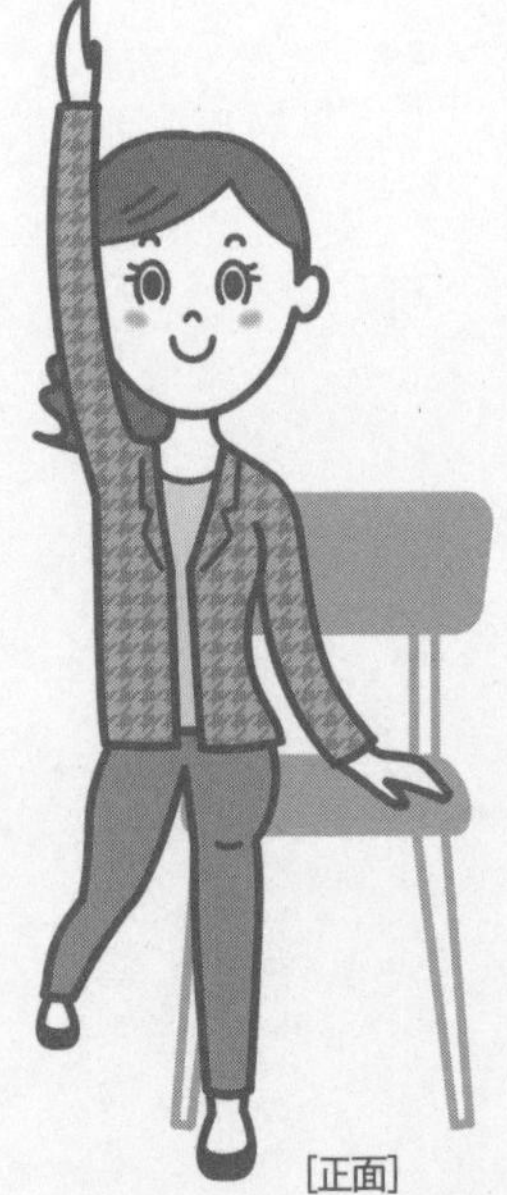

［正面］

前屈

椅子の真ん中に体を戻し、浅く腰かけます。右脚を前に伸ばし、つま先を上に上げ、かかとを床につけます。両手は左ももの上におき、息を吸って背すじを伸ばし、吐きながらももの付け根から上半身を前に倒して前屈します。そこで３呼吸キープします。息を吸いながら上半身を起こし、右脚を元に戻し、左右の脚の感覚の違いを感じましょう。反対側も同様に行います。

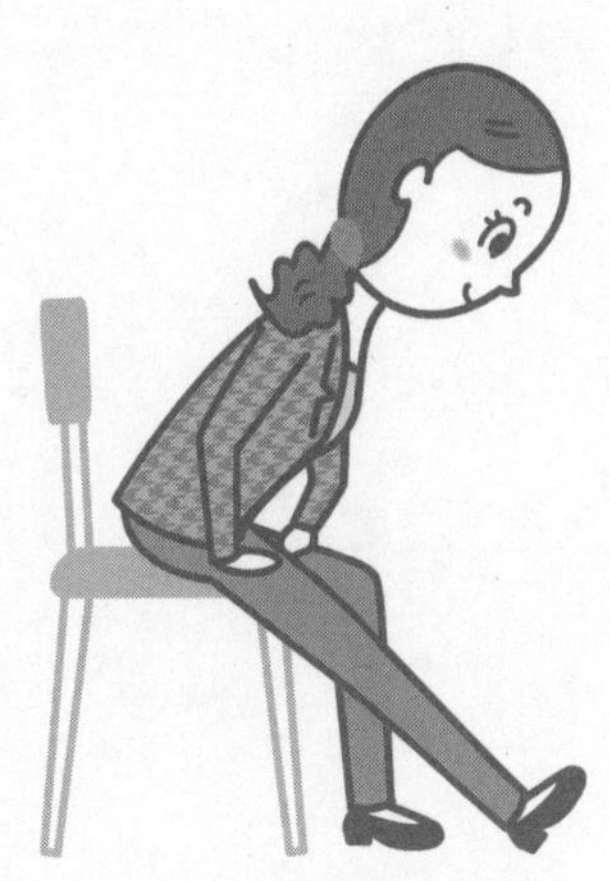

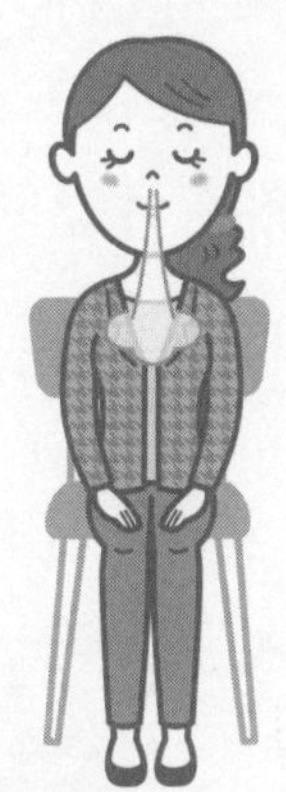

残業瞑想　呼吸法

両手をももの上の楽な位置におき、背すじを伸ばして座りましょう。まわりの音や動きが気になるような環境の中でも、自分への集中を保つために、呼吸の数をカウントしていきましょう。吐く息が長めになるように、ゆったりと鼻から吸って、吐いてを繰り返します。その吸って吐いてを1として、いーち、にーい、さーん、と心の中で３０呼吸を数えます。

自然な呼吸

呼吸のカウントを終えて自然な呼吸に戻します。自然な呼吸は、どんな長さか深さかを観察しましょう。

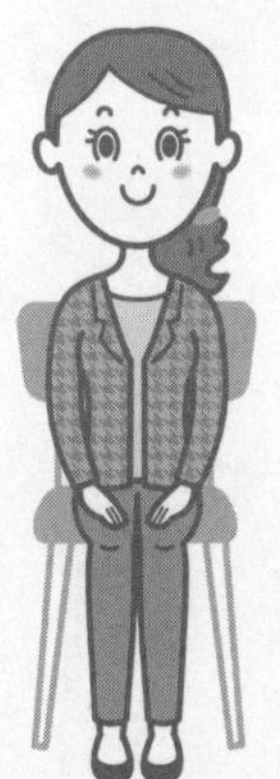

覚醒

瞑想から戻ります。両手の平で、ももをさすり、体に意識を戻しましょう。動きを止めて、目を薄く開けて再び閉じます。何度かまばたきをしてから目を開きます。一度深呼吸をして終わります。

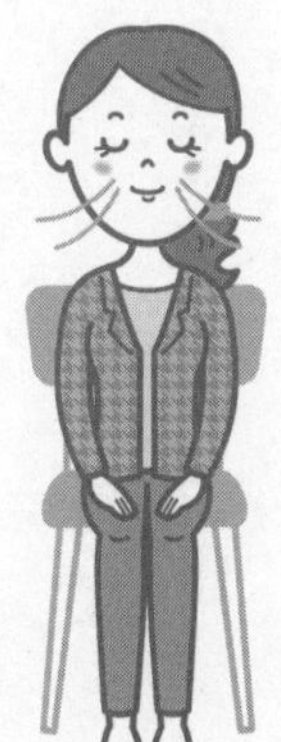

09 食の瞑想

5分

「食の瞑想」はマインドフルネス瞑想の一種といえます。食べている瞬間瞬間に意識を向けていくことで、繊細な感覚を呼び戻します。

この瞑想は、食べるという行為を通して、今この瞬間の感覚に意識を向けていくものです。誰もがいつも行っている簡単な行為さえも瞑想になるのです。

また、五感を活性化させたいときにもおすすめです。レーズンでの方法を紹介していますが、手で直接触れるので、ナッツやドライフルーツなどでもよいでしょう。

準備

レーズンを用意します。

静かな環境の中で、椅子や床に心地よく座ります。

観察する

レーズンを一粒、手の平にのせて観察します。大きさ、色、形、つや、シワの様子などを見ます。

香りをかぐ

もう一方の手でレーズンをつまみ、鼻の近くに持っていき、目を閉じて香りをかぎます。

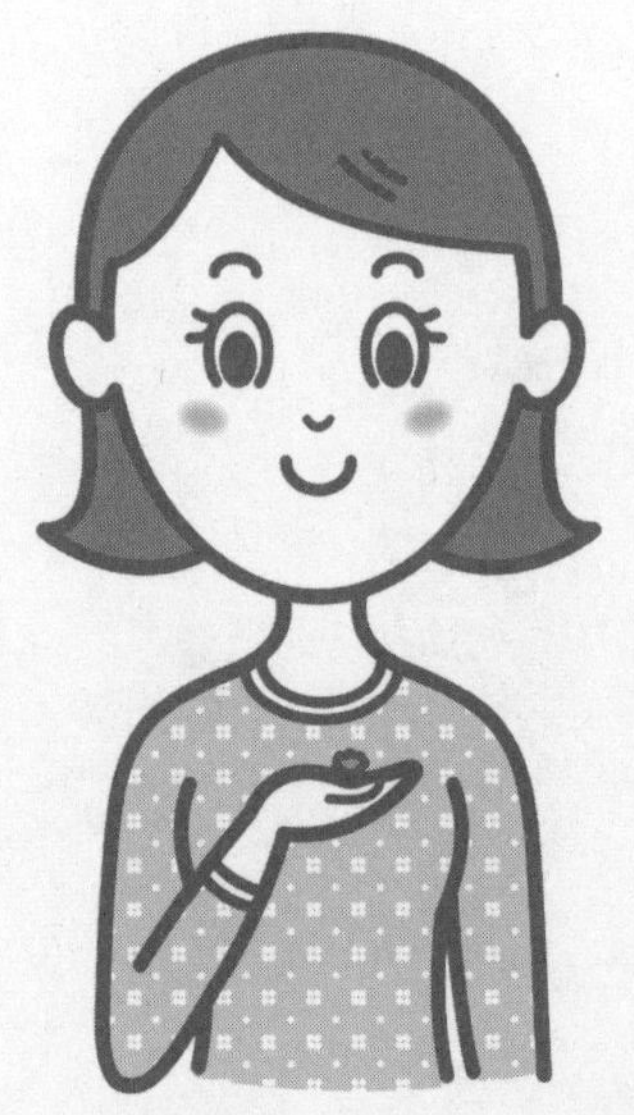

口に入れて、味わう

目を閉じたまま、舌の上にレーズンをのせ、両手をおろします。まだ噛まずに、舌触り、固さ、温度、唾液の変化などを観察します。

そっと噛んで、食感に浸る

最初は前歯の間にはさんでそっと１回噛みます。噛んだときの感触、歯ごたえや音、しみ出してくる味、香りを観察します。さらにゆっくりと噛んでいき、食感の変化、味の変化、唾液の変化を観察します。

飲み込む

口の中で十分に味わったら、飲み込みます。レーズンが喉の奥を通り、おなかに向かう感覚にも意識を向けます。

余韻を感じる

飲み込んだあとの、口の中の様子、舌に残る感覚にも浸ります。
余韻が完全に消えるまで待ちましょう。

☑日常の中で行う

レーズンでの瞑想に慣れたら、普段の食事でもやってみましょう。食材を手で触れられない場合は見るところから始めます。

一口目の余韻を十分に味わってから次の一口に移るようにします。

一食すべてに行うと時間がかかりすぎてしまうので、最初の一品だけ、あるいは５分だけ、10 分だけと時間を区切ってもよいでしょう。

10 スキンケア瞑想

毎日のスキンケアの時間を瞑想に変えてみましょう。あわただしく他のことを考えながらではなく、この時間はスキンケアに集中します。

自分で自分の体に触れることは大切です。そうすることで、オキシトシンという愛情ホルモンといわれる脳内物質が出るので、気持ちがリラックスして、癒されます。首やわきをストレッチしてリンパの流れをよくしてから行いましょう。

5分

首やわきのストレッチ

頭の後ろで両手を組みます。組んだ手の親指がちょうど頭の付け根のくぼんだあたりに触れる位置で一度息を吸い、息を吐きながら手の重みを使って頭を前に倒します（イラスト右）。そこで3～5呼吸して首の後ろ側を伸ばします。次の吸う息で頭の位置を元に戻します。今度は吐きながら目線を上に向け、顎を引き上げ、後頭部の重みを両手の平で支えます。そこで3～5呼吸して首の前やわきの下を伸ばします（イラスト左）。次の吸う息で顔を正面に向け、両手をおろします。

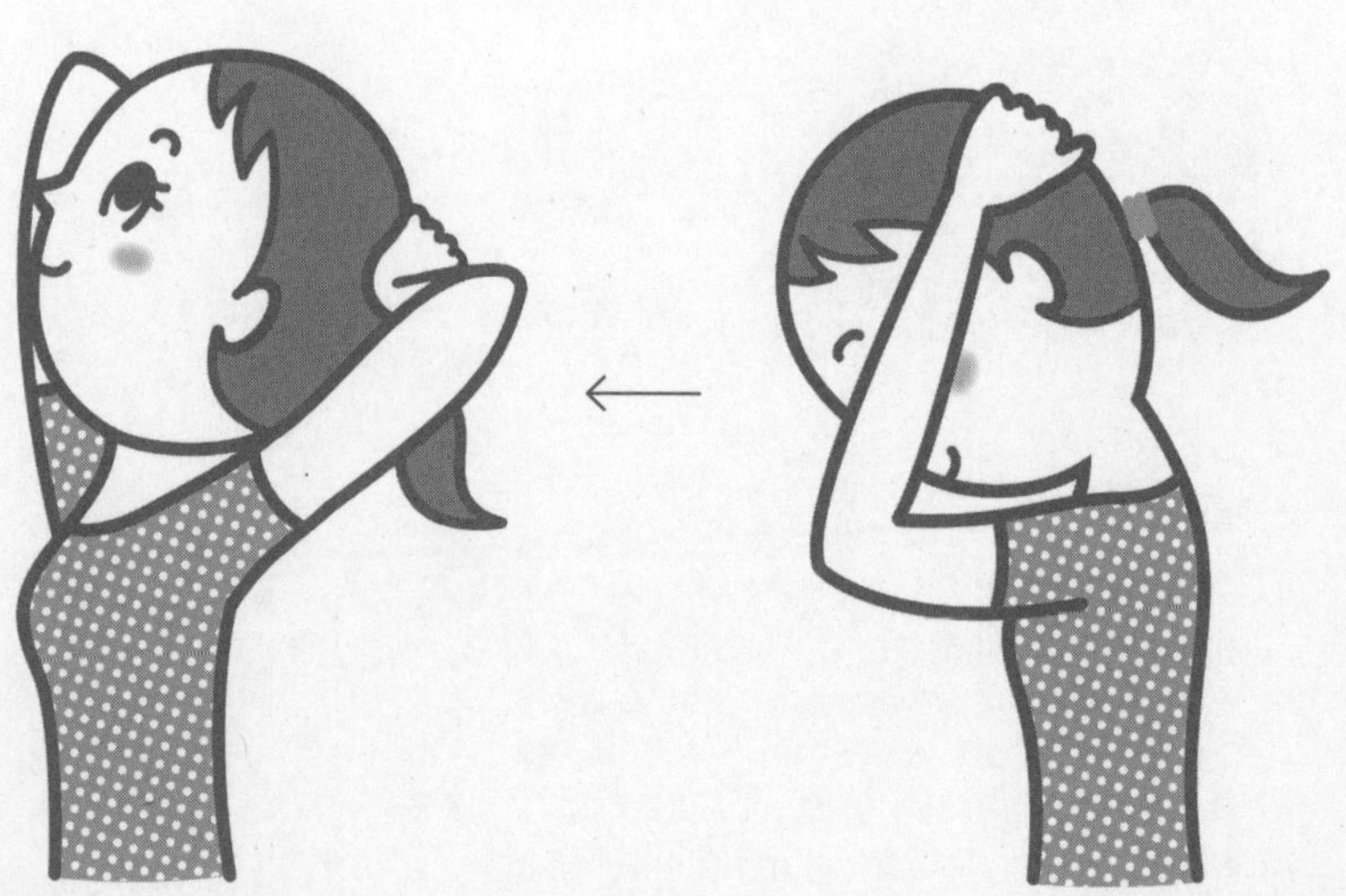

スキンケア瞑想洗顔

顔を洗う動きに意識を向けます。両手で洗顔料を泡立てます。そのときの水の温度、洗顔料の香りも堪能します。十分に泡立ったら両手で頬に優しく触れ、泡を顔全体に広げましょう。新陳代謝を高めるために、いらないもの、古くなったものを流すイメージを持ちながら水で洗い流します。

スキンケア瞑想保湿

保湿用の化粧品は、手の平で顔を優しく包み込むように押し込みます。可能なら目を閉じて、手の平と頬の感触を確認します。肌が化粧水をぐんぐん吸い込み、活力を取り戻し、みずみずしく細胞が生まれ変わるイメージを持ちます。植物が水を吸い上げ、固かった花のつぼみが柔らかく開くイメージを持ってください。乳液や美容液も肌に栄養分をしみこませるイメージでやさしく押し込みます。赤ちゃんのようなふわふわの頬が上気しているようなイメージをしてみましょう。口角を上げます。

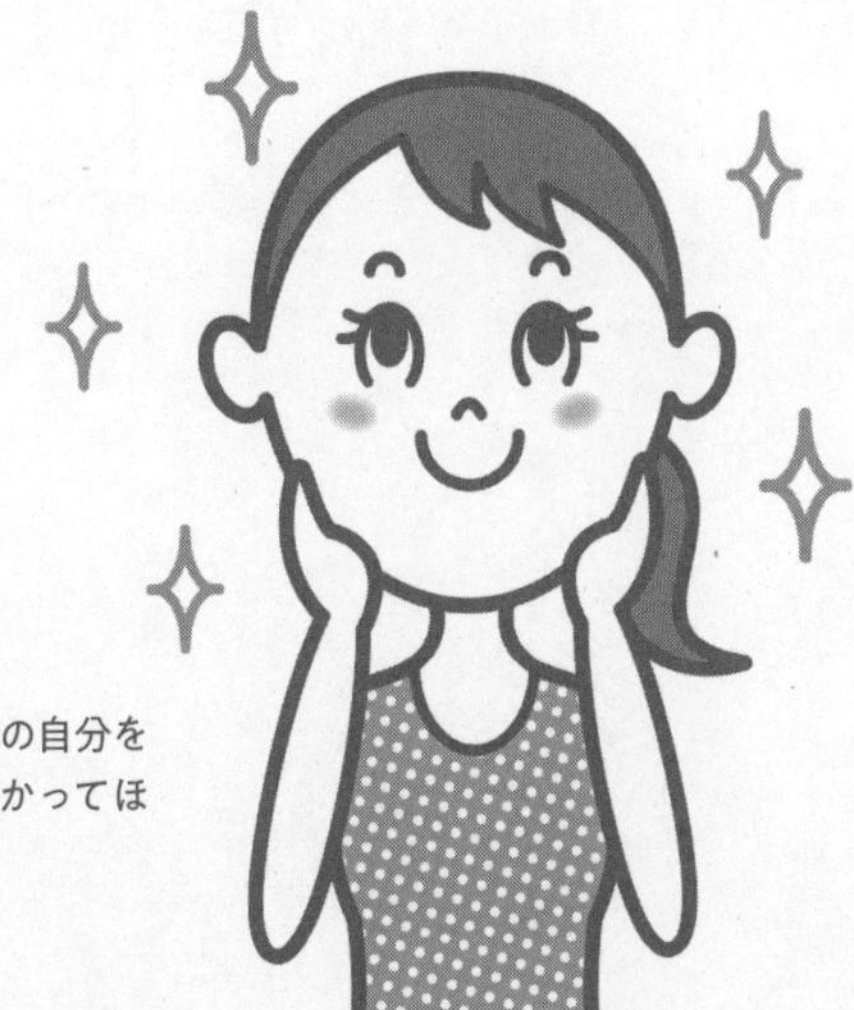

覚醒

ゆっくりと目を開いて、鏡の中の自分を見ます。素のままの自分に向かってほほえみましょう。

11 歩く瞑想

「歩く瞑想」は、普段の歩き方のレッスンではなく、歩くことそのものに意識を向ける瞑想の方法です。歩くという誰もがいつも行っている簡単な行為も瞑想になるのです。

まずは練習です。目的を持たず、荷物を持たずに、歩くことだけに意識を向ける時間を取りましょう。

足裏の感覚を感じる

足裏の感覚を感じやすいよう、靴や靴下を脱ぎ、裸足で行います。場所は家の中でも、自然の中でもかまいません。特に砂浜や芝生の上は足裏に感覚を集中しやすいのでおすすめです。あらかじめどこを歩くかおおよそのルートを決めておくとよいでしょう。目は半眼もしくは普通に開け、まっすぐ前のやや下、鼻先の下あたりを見ます。
まず、体を左右に揺らして、片足ずつ体重をのせ、そのときの足裏の感覚を感じましょう。

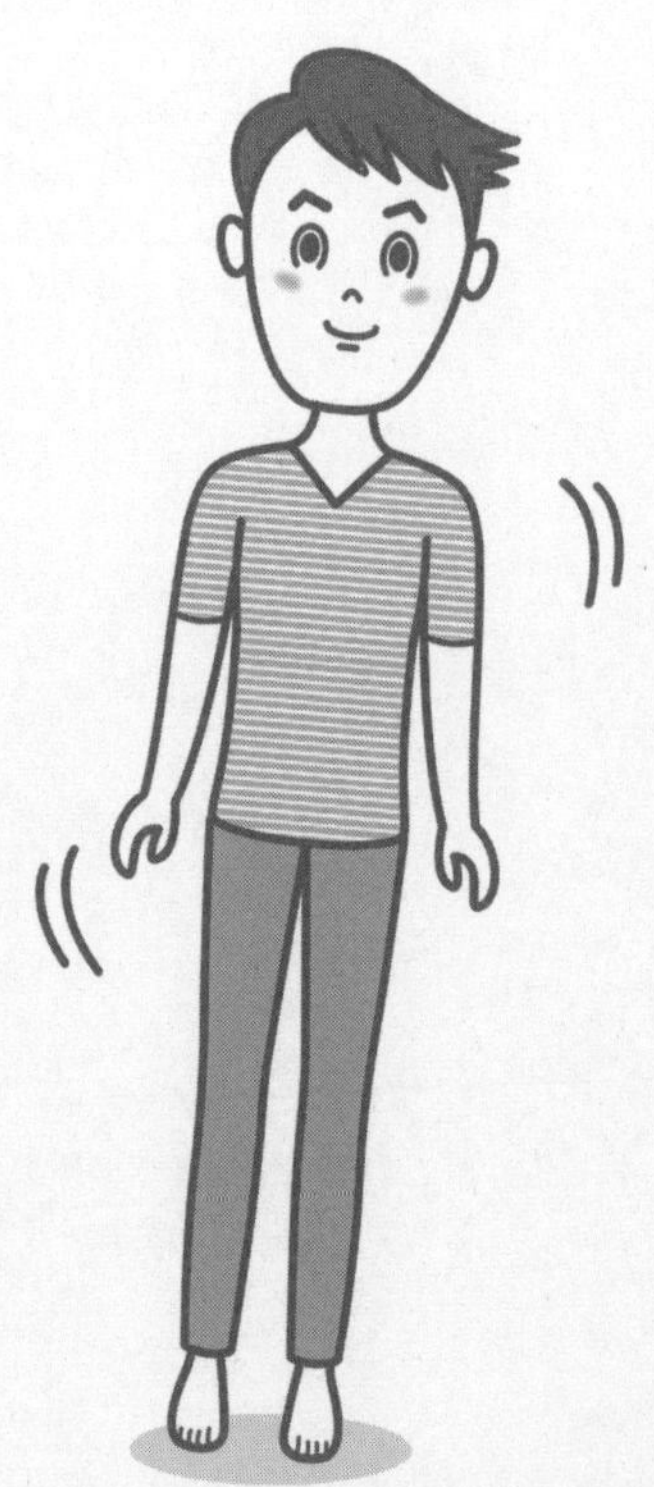

ゆっくり歩く

ゆっくりと一歩踏み出します。かかとをついて小指側から順に親指側に重心を移して、最後に親指が離れるように、時間をかけてゆっくり歩きます。一呼吸で一歩進めるという感覚で歩きましょう。動作のひとつひとつに気を配り、気づいているのがポイントです。

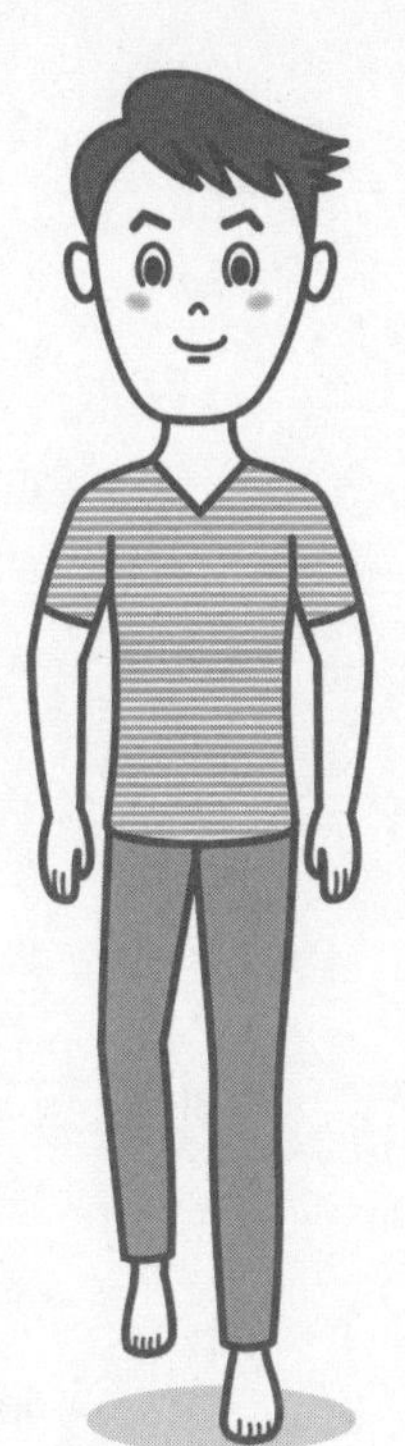

徐々にスピードを上げて歩く

慣れてきたら、いったん止まり、歩くペースを通常のペースに切り替えて続けます。自然な呼吸で行います。足の裏の感覚に、意識を向け続けましょう。

足をつく順番

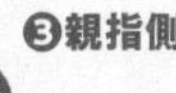

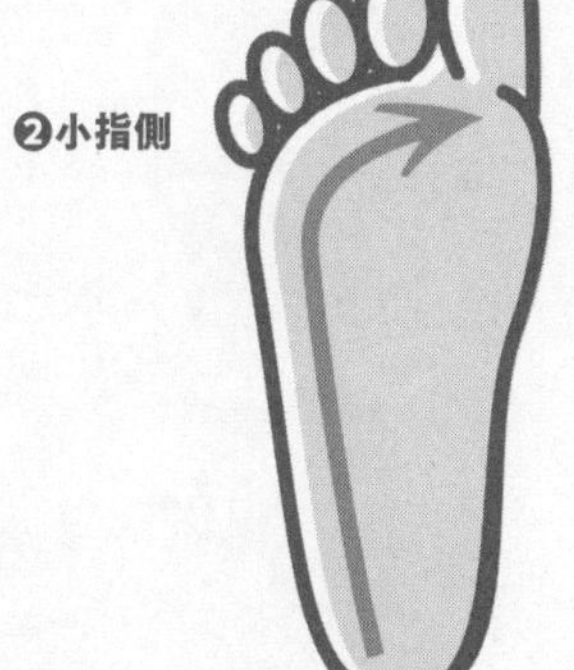

☑日常の生活の中でも行う

普段の生活の中で移動中などにも行ってみましょう。5分だけ、10分だけと時間を区切って行うのもよいでしょう。

靴をはいていても、足裏に意識を向けて丁寧に歩きます。

気持ちが散漫に感じられるとき、ゆっくりと丁寧に何かに向かい合いたいとき、集中力を高めたいときにおすすめです。

12 キャンドル瞑想

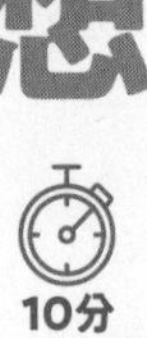

「キャンドル瞑想」とは、キャンドルの炎を見つめて集中をする瞑想です。視点を一点に定め、まばたきしないで見つめ続け、次にまた目を閉じて心の眼でそれを映しだすことを繰り返して集中力を高めます。注意力が散漫なときにおすすめです。リラックスして心地よく座れる環境を整えてから行いましょう。

準備

キャンドル、着火の用意をし、キャンドルを安定して置くことができる台を準備します。キャンドルの炎はわずかな風でも揺らぐので、風が気にならないような場所で行いましょう。心地よく座り、かつキャンドルと目の高さが合うよう調整するため、クッションや座布団を用意しておきましょう。

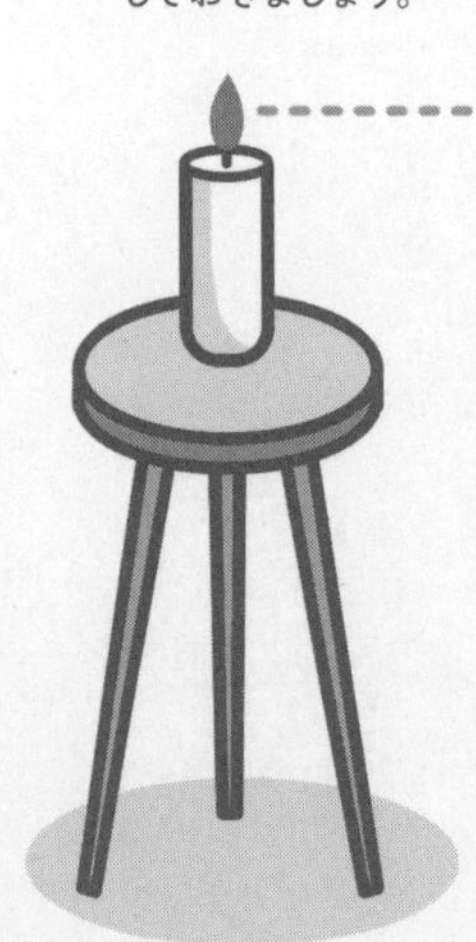

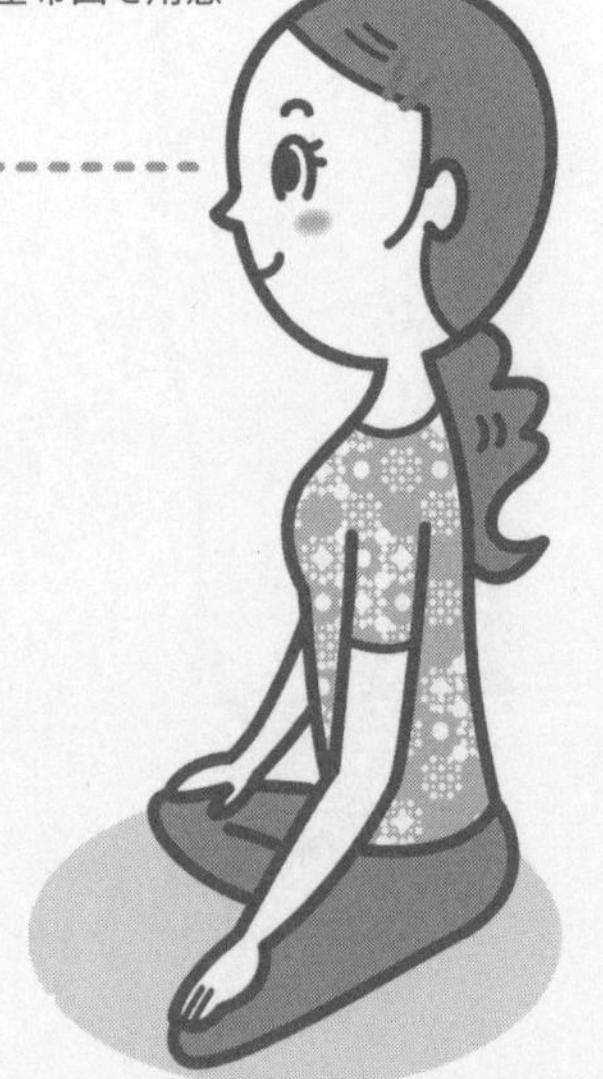

キャンドルから１メートル離れたところに座る

キャンドルに火をつけます。キャンドルから１メートル距離をおき、炎が目線の高さになるように、座る位置や高さを調整します。骨盤を立て、頭が背骨の真上にくるように座り、両手は太ももの上におきます。肩や首の力は抜きましょう。一度深呼吸をして呼吸を整えたら、その後は自然な呼吸を繰り返します。

炎を見つめる

できるだけまばたきをせずに、キャンドルの炎を見つめます。ぼんやりと見るのではなく、炎にしっかりと視点を合わせて、でも、力み過ぎないようにして１分ほど見つめます。まばたきをしないようにすると涙が出てくる場合がありますが、そのときは無理せず目を閉じましょう。

目を閉じる

１分たったら目を閉じ、今度はイメージの中のキャンドルに焦点を定めます。目元はリラックスし、眉間のあたりに残る炎の残像に向かって、炎を視覚的にイメージします。そこに１分間集中を向けましょう。残像が消え、視覚的なイメージが難しくなったら目を開けます。

[3]～[4]を繰り返す

慣れてきたら目を開けたり閉じたりする時間を１分半、２分と延ばしてみましょう。合計で10分が目安になります。目が痛くなったり涙が出たらすぐ閉じましょう。涙には浄化の作用もあります。

覚醒

瞑想から戻ります。目を薄く開けて再び閉じます。何度かまばたきをしてから目を開きます。最後は炎からまわりの景色にも意識を広げましょう。一度深呼吸をして終わります。

13

願望実現の瞑想

瞑想すると、普段の意識から潜在意識にアクセスしやすくなります。この「願望実現の瞑想」では、願望を実現したイメージを潜在意識に刷り込みます。

潜在意識は人間の意識の約97％を占めているといわれています。そこには過去の記憶や印象が詰まっており、私たちの行動やものごとの選択に大きく影響しています。それに対して顕在化している意識は約3％。そこで願望を叶えようと強い意志を持っても、潜在意識の中でNOと言っていたら行動やものごとの選択はなかなか変わりません。

そこで一度願望を決めたら変えずに、繰り返し瞑想し、潜在意識にしっかり刷り込ませます。そして日常に戻ったらいったん手放すのが願望実現のコツなのです。

この瞑想を毎日続けることで、自分の潜在意識にイメージが定着し、願望実現に近づくことができるのです。

願望を設定する（1分）

一番のポイントは、願望の設定です。今望んでいることは何かを確認します。ぼんやりとした願いであれば、まずわかりやすい言葉にしましょう。

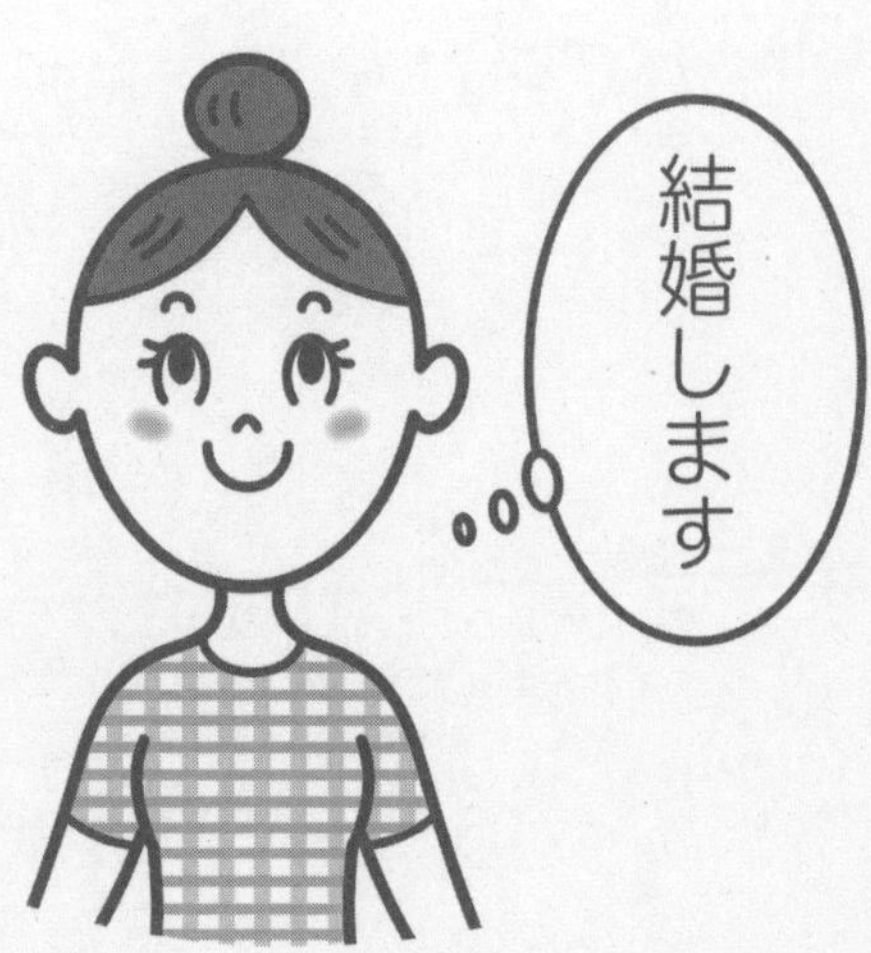

STEP 4

設定のポイントを確認

❶願望はシンプルか　表現が複雑だと覚えにくく、意識に刷り込ませにくくなります。

❷言い切りで表現しているか　否定的な言葉や未来形を使うのではなく、「受験に合格します」「こんな家に住んでいます」のように、言い切りの表現にしたほうが脳がイメージしやすくなります。

❸叶ったときの感情をイメージできるか　喜び、幸せな気持ち、など、自分の感情を具体的に描くのがよいでしょう。

❹ネガティブな願いになっていないか　誰かを傷つけたり、悲しませる願望になっていないでしょうか。その願いごとが叶ったときのまわりの人々に与える影響を考えましょう。直接でなくても、巡り巡って、よい影響がなにかしら広がることを想像します。たとえば、受験に合格して、希望の職種につき、病気の人を助ける。または、理想の家に住み、自分の希望が叶うことで、毎日を笑顔で過ごし、家庭が円満になる、などです。

骨盤を立てて座る（1分）

床にあぐらで座るか（膝が腰より高ければ膝下にサポートを入れる）、椅子に浅めに座り、足裏が床につくようにします。骨盤を立て、背すじを伸ばし、両手は太ももの楽なところに置きましょう。

願望実現の瞑想　呼吸法（3分）

目を閉じ、鼻から息を吸って口からストローを使って吐くようなイメージで細く長く吐きます。ストローの先に大きなシャボン玉を作るイメージで、ゆっくり柔らかく、吐き出しましょう。息を吐くたびにさらに大きなシャボン玉を作るように繰り返します。

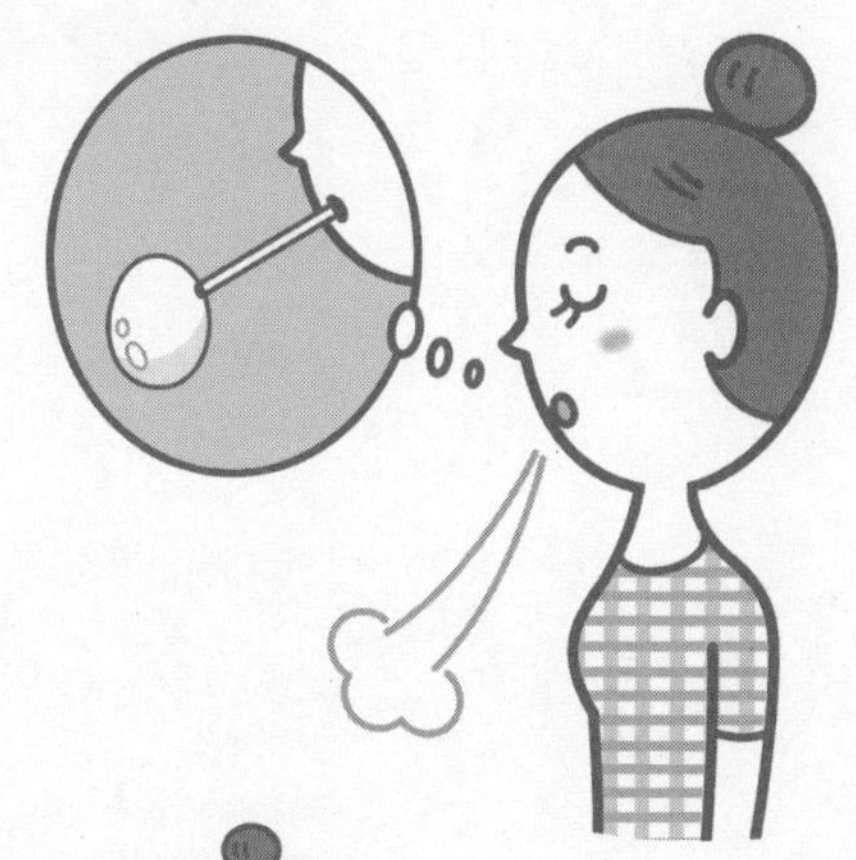

自然な呼吸（1分）

自然な呼吸に戻し、リラックスします。

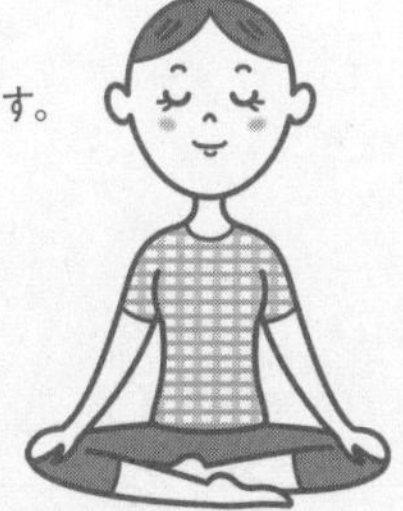

イメージング瞑想（7分）

願望を3回心の中で唱えます。眉間に意識を向けましょう。その願いが叶った状況を具体的にイメージします。景色、音、自分の表情、体の感覚、周囲の人の様子など、現実のように生き生きと心に描きます。

自分の願望をうまくイメージできない場合は、願望の設定を見直してみるのも必要です。そのときに「願望を妨げているものは何か？」「自分の本当の望みは何なのか？」などをもう一度検証することも大切です。

それらの否定的な思いが心の中から完全に消えたときに願望は実現化に近づくので、その否定的な思いを吐く息で手放しましょう。

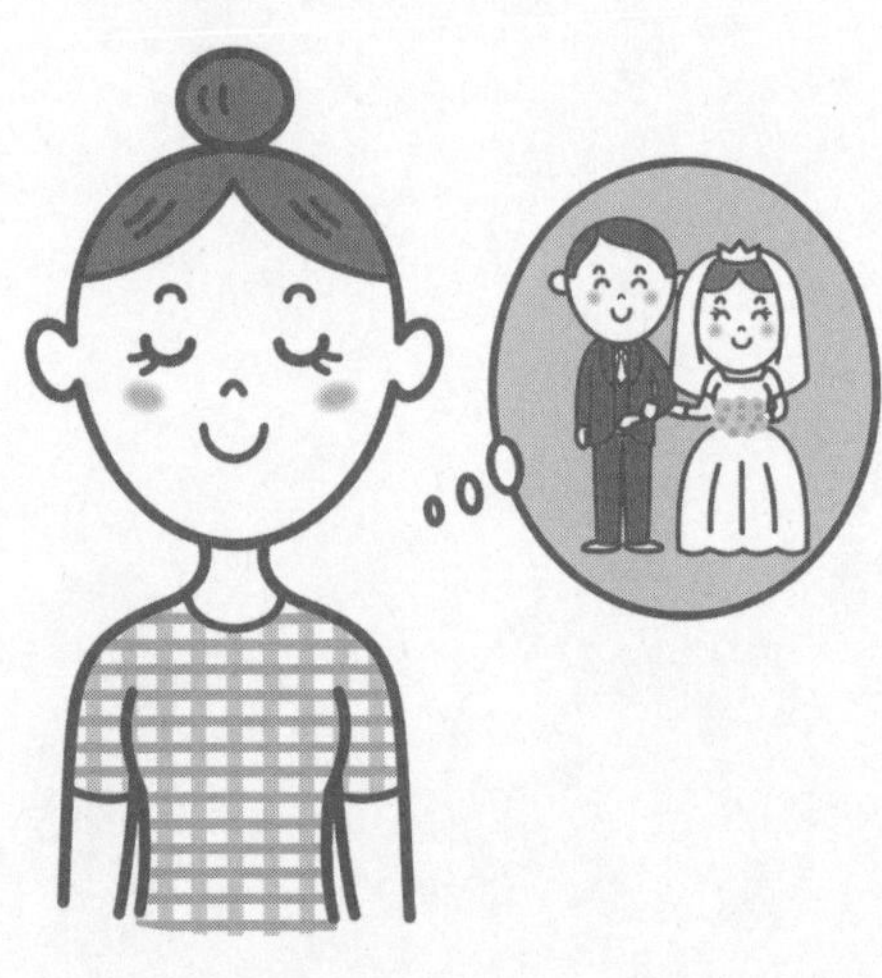

手放す瞑想（5分）

自分の願いが叶ったときの喜びの気持ち、温かな気持ちを胸の中心で感じましょう。

その温かさ、明るさを胸の中心から、体の中全体、体の枠を超えて外にも広げ、さらにまわりの人にも広げていきましょう。

明るさが影響し合って、それが自分の身のまわりだけでなく、生きとし生けるもの、さらに地球全体が明るく輝く様子をイメージします。

自分の願望が巡り巡って、よい影響を与え合い、自然界の大きなサイクルの中に私たちは存在している光景をイメージします。十分にイメージしたら、川の流れに願いごとを書いた紙を流すように、その思いを手放します。

覚醒（2分）

温かな感覚を残して目覚めます。両手で太ももをさすり体に感覚を戻しましょう。

目を薄く開けて再び閉じます。何度かまばたきをしてから目を開きます。一度深呼吸をして終わります。

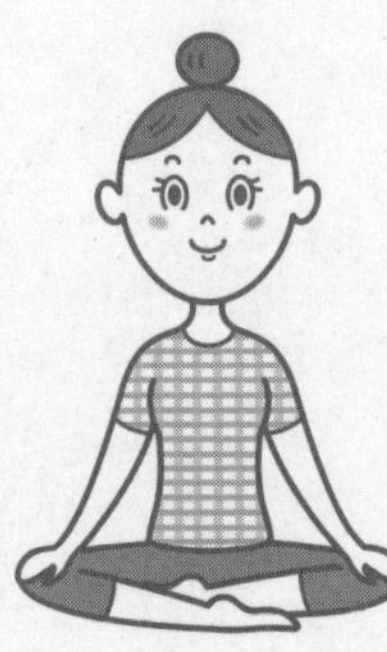

14 いつでもマインドフルネス

マインドフルネスとは、「今、ここ」に意識を集中することです。

「掃除」「歯磨き」「手洗い」など、日常で何気なくやっていることに心を向けて集中することでも「マインドフルネス」、つまり心が「今、ここ」にある感覚を持つことが可能です。

ひとつのことを、心をこめて丁寧に行うこと。今している作業、動きに集中すること。時間を気にせず、動作のひとつひとつに意識を向けること。

マインドフルネスの一番の利点は、心に落ち着きが生まれ、客観的な視点が養われ、自分自身の気持ちをコントロールできることです。瞑想の時間を持つのが難しいときでも、普段何気なくやっていることを、〝これはマインドフルネスの時間〟と決めて、ゆっくり、丁寧に行ってみましょう。

例1

掃除でマインドフルネス

単純な動作を行い、その動きに集中します。特に何かを磨くなどの作業がおすすめです。たとえば、皿洗い、洗濯、草むしり、靴磨きなど。一瞬一瞬変わる体の動きに集中し、体のどの部分を使い、力が入っているかを感じながら、皮膚の感覚を確認します。体のどこかに必要以上に緊張があれば、そこをゆるめましょう。ほほえみながら行いましょう。きれいになると気持ちがいいですよね。そんな気持ちの変化にも気づきましょう。

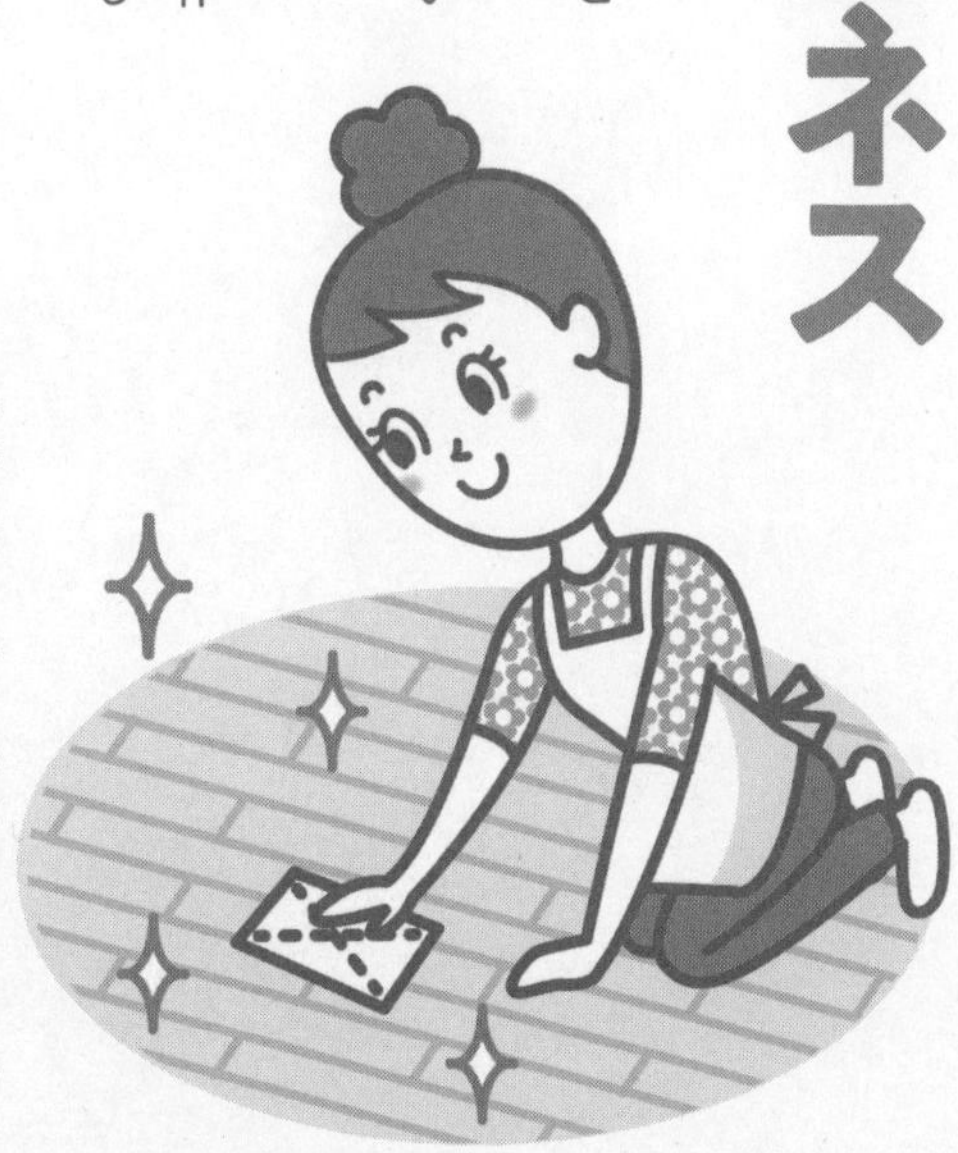

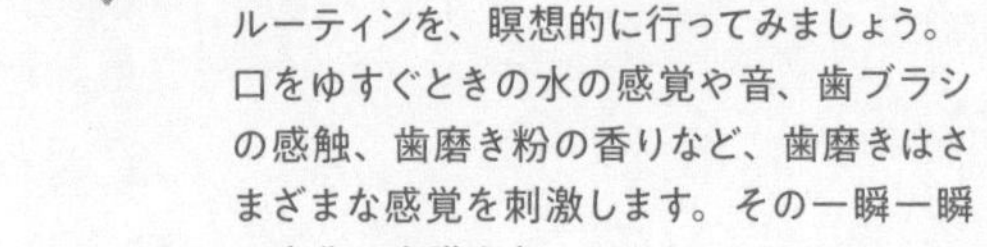

例2 歯磨きでマインドフルネス

歯磨きのように、日常の中で毎日必ず行うルーティンを、瞑想的に行ってみましょう。口をゆすぐときの水の感覚や音、歯ブラシの感触、歯磨き粉の香りなど、歯磨きはさまざまな感覚を刺激します。その一瞬一瞬の変化に意識を向けてみましょう。

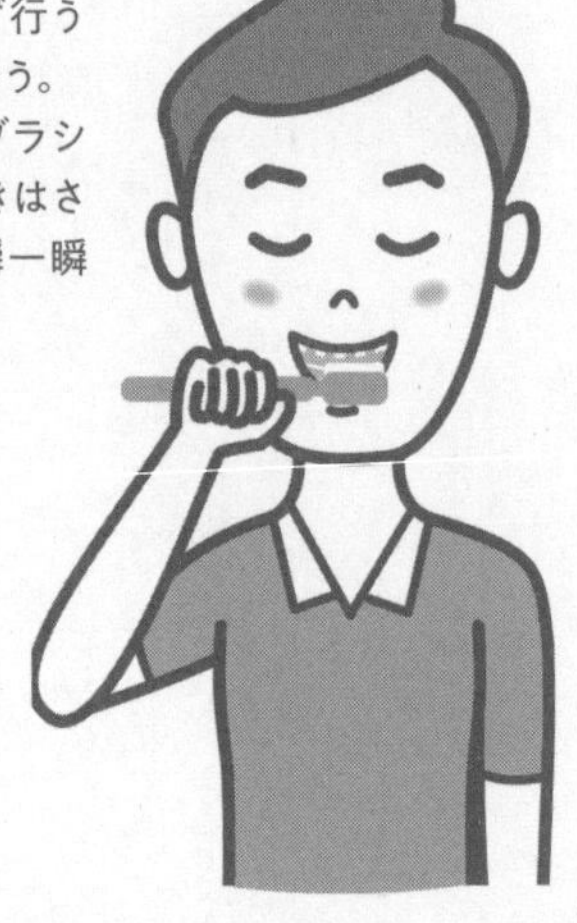

例3 手洗いでマインドフルネス

手を丁寧に洗ってみましょう。手を洗い流す水の感触や音、石鹸の香り、泡の質感を感じながら、指の間や爪の間、手の甲、手首まで忘れずに洗います。手をふくタオルの感触にも意識を向けてみましょう。とても簡単なリフレッシュにもなるので、何かに煮詰まったとき、気持ちを切り替えたいときにもおすすめです。

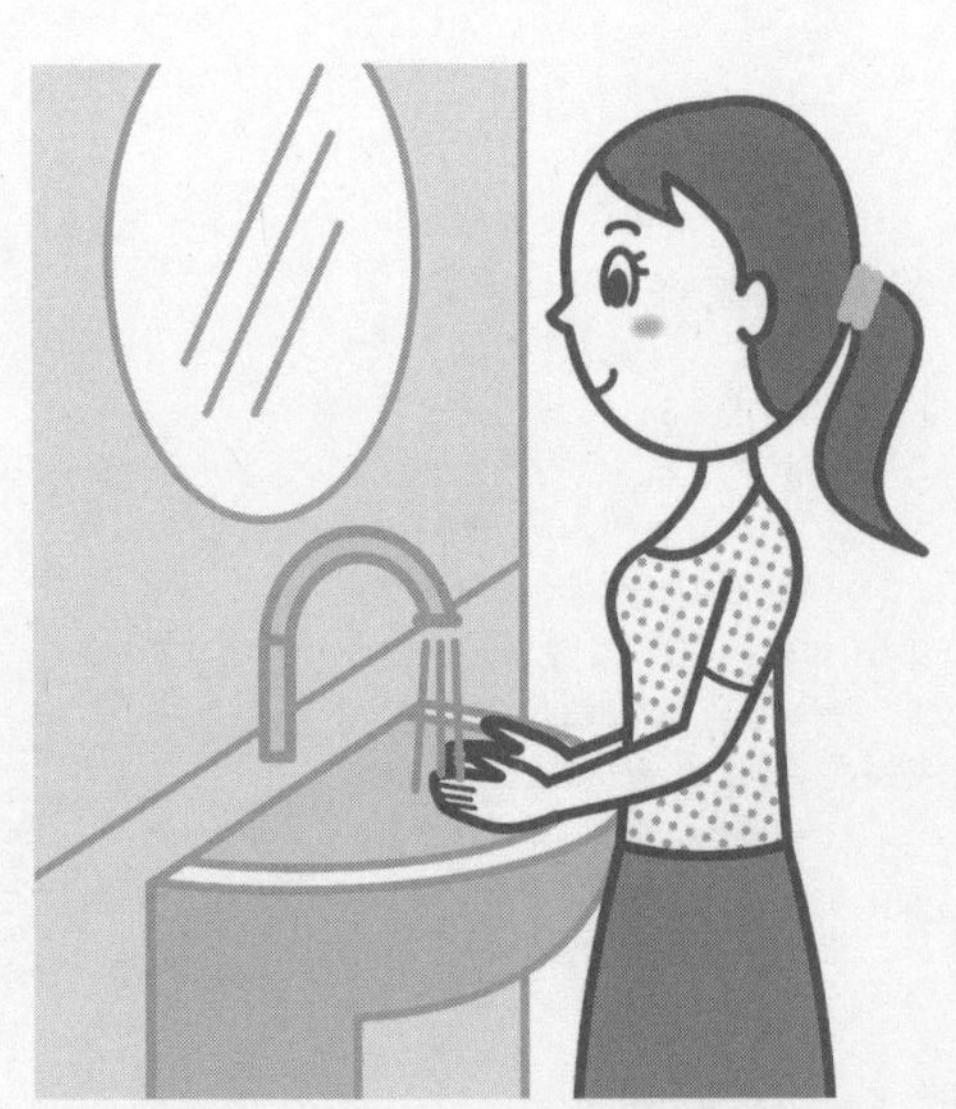

STEP

5

EVERYDAY
YOGA
MEDITATION

まず3週間やってみよう

STEP 5

瞑想3週間モデルスケジュール

瞑想に興味はあるけれど、実際にやってみたら続かない、という声をよく聞きます。まずは3週間を目指してやってみてください。

この3週間プログラムでは、基本の短い瞑想から、段階的に時間を増やしたり、バリエーションを増やして飽きずにできるように構成されています。4週目以降は、気に入ったもの、やりやすいものを選び、その後も続けていくとよいでしょう。いろいろ試すのを負担に感じる場合は、同じ瞑想を1週間続けて、次に時間を長くしていく、というふうに行ってもよいでしょう。

Week 1

Mon.	基本の瞑想		10分
Tue.	動く瞑想		10分
Wed.	基本の瞑想		10分
Thu	ボディスキャン		10分
Fri.	基本の瞑想		10分
Sat.	朝の瞑想（10分）	夜の瞑想（20分）	30分
Sun.	動く瞑想（10分）＋基本の瞑想（10分）		20分

Week 2

Mon.	動く瞑想(10分)＋基本の瞑想(10分)		20分
Tue.	ボディスキャン(10分)＋基本の瞑想(10分)		20分
Wed.	動く瞑想(10分)＋基本の瞑想(10分)		20分
Thu	ボディスキャン(10分)＋基本の瞑想(10分)		20分
Fri.	動く瞑想(10分)＋ボディスキャン(10分)＋基本の瞑想（10分）		30分
Sat.	ボディスキャン(10分)＋キャンドル瞑想（基本の瞑想でも可）（10分）	スキンケア瞑想(5分)	25分
Sun.	動く瞑想（10分）＋ボディスキャン(10分)＋基本の瞑想（10分）	食の瞑想または歩く瞑想（5分～）	35分～

Week 3

Mon.	動く瞑想（10分）＋基本の瞑想（15分）		25分
Tue.	ボディスキャン（10分）＋基本の瞑想（15分）		25分
Wed.	動く瞑想（10分）＋基本の瞑想（15分）		25分
Thu	ボディスキャン（10分）＋基本の瞑想（15分）		25分
Fri.	動く瞑想（10分）＋ボディスキャン（10分）＋基本の瞑想（15分）		35分
Sat.	動く瞑想かボディスキャンの好きな方を選択（両方でも可）＋願望実現の瞑想（15分）（基本の瞑想（15分）でも可）	いつでもマインドフルネス	25分～
Sun.	動く瞑想かボディスキャンの好きな方を選択（両方でも可）＋基本の瞑想（20分）	いつでもマインドフルネス	30分～

Week 4

以下の２つを毎日やりましょう。

①動く瞑想、ボディスキャン、基本の瞑想を組み合わせて２０分以上（基本の瞑想を２０分だけでもいいし、動く瞑想、ボディスキャンと組み合わせてもよい。基本の瞑想は10分以上）

②日常の中でも、瞑想的な時間を作る（スキンケア、食事、歩く、通勤、いつでもマインドフルネスなど）

瞑想日記をつけよう

瞑想を習慣化するために、初心を忘れず、また自分自身を励ますために瞑想日記をつけてみましょう。日記をつけることで変化が見られたり、経過がわかるので継続するモチベーションになりますね。まずはノートや日記帳を1冊用意しましょう！

瞑想日記の始め方

1 まずノートの1ページ目に、なぜ瞑想をやってみようと思ったのか、を書いておく。難しく考えず、今のあなたの願望などでもかまいません。

2 瞑想日記の基本項目は、日付、天気、今日の気分（簡単でOK）。87ページのフォーマットをコピーして使うのもおすすめ。

3 さらに今日やった瞑想と、その感想を記入します。

4 その日会った人、印象的な出来事などがあれば書いておきます。

5 フリースペースを用意します（振り返りなど、後日書き込むスペースにしてもOK）。

たとえば「瞑想を始めてみようと思った理由」はこんなふうに書いてみる

《例》
●仕事のオンオフを切り替えるのが苦手なので、それを瞑想で改善したい。
●すぐに他人とくらべて落ち込んでしまうのをどうにかしたい。
●人に言われた言葉を、クヨクヨと気に病んでしまうのを直したい。

瞑想日記の振り返りのやり方

1 1週間に1度の振り返りがおすすめ。

2 まず、1ページ目に書いた〝瞑想を始めようと思った理由〟を読んでみます。

3 この1週間の瞑想日記を読み返して、そのときできなかったことではなく、できたところをチェックします。

4 読み返して振り返ります。「あのときはこんな気持ちだった」と確認したり、「このときはこうしたほうがよかった」などの新たな考えが浮かんできたらそれを書き留めます。

5 さらに1カ月に1度、同じ要領で振り返ります。

Date / /　Weather　How I feel today

今日した瞑想と感想

今日の出来事、会った人、印象的だったこと

Free Space

あなたの願望

たとえば瞑想日記はこんなふうに書いてみる

基本の瞑想／座る姿勢が難しく、うまくできなかった。
スキンケア瞑想／新しく買った化粧水でやってみたら、いい感じ。

部署の異動が発表された。私の異動はないが、新入社員や新しい人も異動してきて、いろいろ不安が多い。

部の歓送迎会があり、とても盛り上がって楽しかった。このときの不安は、変化に対応しなきゃ！　というプレッシャーからきたものだった。化粧水の香りで癒されたので、いろいろなブランドのものを試してみようと思った。

自分に向いた、一生の仕事に出会うこと。

Date	Weather	How I feel today
/ /		

今日した瞑想と感想

今日の出来事、会った人、印象的だったこと

Free Space

あなたの願望

STEP

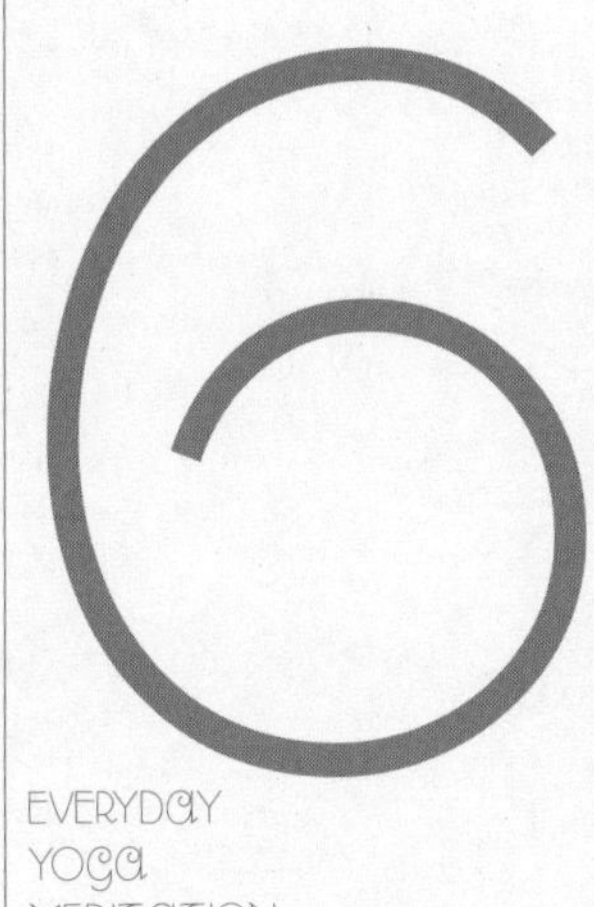

瞑想を始めるときの心強い味方

瞑想を続けようとしても、「なかなか時間がつくれない」「うまくできているかどうかわからない」「やり方が合っているかどうか不安」といった、悩みが少なからず出てきます。瞑想をガイドしてくれる専門家のもとを訪ねて、ひとつひとつ不安を解消していくのもよいでしょう。

慣れないうちは、瞑想のガイドを受けながら実践するのが簡単でおすすめです。瞑想専用スタジオやスマホアプリで、音声ガイドを聞きながら、一定時間、姿勢や呼吸、瞑想に集中することができます。

日本初の瞑想専用スタジオ muon

都会の喧騒や日常の忙しさから離れて、気軽に本格的な瞑想が体験できる瞑想専用スタジオです。参道をイメージした通路や待合室に始まり、ｍｕｏｎ（ムオン）のスタジオはまるで森の中にいるようです。五感を働かせて瞑想に誘うように香りや環境もデザインされています。音声ガイダンスと照明が連動しており、初心者でも自然と瞑想状態に入れる工夫がされています。

■セッションの一例

フォーカス&ブリーズ（座位）初心者向け

呼吸に注意を向けて、集中力を高める瞑想のセッションです。集中力を高めることで自分の能力を最大限に引き出し、必要なときに存分に発揮できる力を培います。

マインドフルネス（座位）

今、ここで起きていることをそのまま受け止めるマインドフルネス。このセッションは、動きや呼吸に注意を向けることで「今この瞬間にいること」を体験する練習を行います。

スリープ&リカバリー（寝位）

くつろいだまま、体を深いリラックスの状態に導きます。そのくつろぎの中で生命力を象徴する光をイメージすることで、本来持っている自分自身を癒す力と回復力を高めます。

インスピレーション（座位）

その人が本来持っているものごとを生み出す力を目覚めさせます。呼吸を整えた後に、視覚を刺激し、イメージを膨らませながら瞑想することで、ひらめきの力、創造力の目覚めに導きます。

サウンドヒーリング（寝位）

スタジオのサウンドシステムの魅力を十分に活用した瞑想のセッションです。クリスタルボウルの倍音の響きの中で心身のエネルギー調整を行い、安らぎを深めます。

Data

住所　東京都新宿区西新宿 1-21－1　明宝ビルディング2F
完全予約制
営業時間／10：30 ～ 20：00（曜日により営業時間が異なります）
休日／月曜、火曜、祝日
https://muon.world/studio/
HP からスタジオの予約、オンライン決済のみ
通い放題プラン　￥7,000+tax ／月
各セッション都度払い　￥2,000+tax（初回利用限定　￥1,000 + tax）

スマホでいつでも手軽にできる瞑想専用アプリmuon

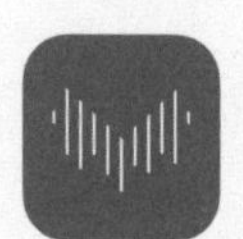
iOS 対応

心をリラックスさせてくれるサウンドとともに、優しい音声が瞑想をガイドしてくれるので、まるで専用スタジオにいるような感覚で瞑想をすることができます。「勝負のプレゼン前」や「寝る前のルーティン」、「シンクポジティブ」などのシーン別・目的別にいろいろなプログラムを用意。また、タイマーや呼吸カウントといったツールや、最新のテクノロジーを駆使したmuon測定*なども搭載。瞑想を習慣化し、最大限の効果を上げるのにとても役立つアプリです。AppStoreから入手してください。

＊muon測定　スマートフォンのカメラで脈の揺らぎを測定し、自律神経の状態などを測定。

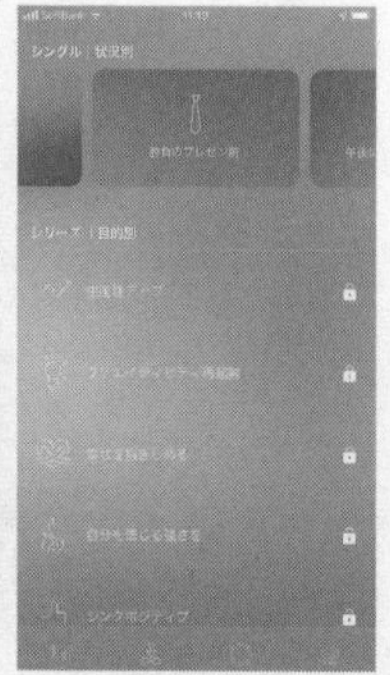

Data

muon

日替わり無料コンテンツは課金無しで利用可能。

●1カ月間プラン　¥500（税込み）

●1年間プラン　¥4,200（税込み）

あとがき

CODA

EVERYDAY
YOGA
MEDITATION

気楽に瞑想の旅を始めましょう

本書を読んで瞑想を実践しないのは、観光ガイドを読んで、旅に行ったつもりになるようなもの。とてももったいないことです。実際にその場所に行き、その土地の空気を吸うと感じられることがたくさんあるはず。私はそこでしか感じられない光や空気感を、ぜひ皆さんに体験して欲しいのです。

自分の知識となった事柄は、実践や経験によって初めて消化できるものです。消化できないものは必要のないものともいえるでしょう。そうすると自分に必要なもの、必要でないものを選択できるようになります。ぜひ瞑想を実践し、自分に合ったやり方を見つけられることを願っています。

瞑想を実践していると、ときには「自分のやり方、これでいいのかな？」と迷うこともあるでしょう。さらに続けるのが難しいと感じることもあると思います。瞑想を習慣化するには、日常のすきま時間でもよいので、瞑想を行う時間を意識的に持つことです。子どもが立って歩けるようになるまで何度も尻もちをついたり、転んだり……。しかしそれを繰り返すことで成長していきます。うまくいかなくても何度でも繰り返して欲しいです。しかし結果を急ぐのではなく、その過程を見ること、そこに向き合うことがすでに瞑想です。ゴールに到達することを目的にするのではなく、その過程を楽しむくらいの気楽さで瞑想の旅をしましょう。瞑想にもいろいろあります。自分に合う瞑想を探して試すのもいいと思います。

瞑想を続けていく中で、ときには道に迷っているように感じることもあるでしょう。そういうときは瞑想アプリを利用したり、スタジオの指導者のもとで行うこと、さらにその道のガイドに聞くのもおすすめです。私が所属する『スタジオ・ヨギー』は全国にありますし、瞑想アプリ『ｍｕｏｎ』は、どこにいても瞑想をする助けになるでしょう。

しかしガイドがあなたをおんぶして目的地に連れて行ってくれるわけではありません。そんなふうに旅をしてもあなたは、楽しめるでしょうか？　ガイドのもとで自分の足で歩くことで初めて旅が楽しめるのです。一足飛びに頂上を目指そうとするのでなく、その過程をぜひ楽しんで欲しいのです。ときにはスローダウンしたり、のんびりまわり道してもいいのです。頂上までいかなくても、一歩一歩自分の足で進んだところから見る景色はあなただけが見ることができる景色です。ぜひその景色を楽しんでください。ときにはひと休みしてみてもいいでしょう。足元に咲く花の美しさに気づけるようになるでしょう。そして、また歩き出してその先の景色を見に行きましょう。

スタジオ・ヨギーディレクター
ｍｕｏｎプログラムディレクター
マリコ

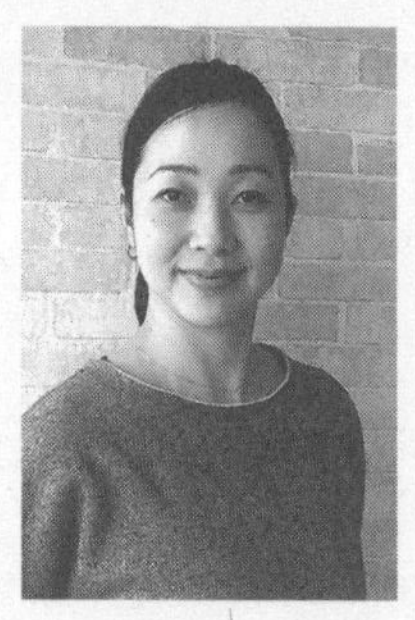

著者略歴 Profile

マリコ（春口真理子）

ヨガインストラクター。スタジオ・ヨギー　ヨガディレクター。muon プログラムディレクター。アパレルに勤務後、健康のためにヨガを始める。体の内側から健やかになるのと同時に心にもたらせる変化に気づき、自分が本質的に求めているものがヨガにあると直感、本格的にヨガの道へ進む。2011 年ヴィパッサナー瞑想 10 日間コース終了、日常に瞑想を取り入れ、心と身体の鍛錬に努めている。2018 年日本初の瞑想専門スタジオ「muon」（ムオン）および同名アプリのプログラム開発を担当する。スタジオ・ヨギーでは初心者向けクラスから養成コースまで幅広く担当。趣味はフィギュアスケートを観ること。最近は自分でも滑っている。

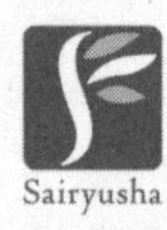

YOGAメソッドではじめる瞑想習慣

毎日たった10分の瞑想が強い心と体をつくる

二〇二〇年四月二十日　初版第一刷

著者　マリコ
発行者　河野和憲
発行所　株式会社 彩流社
〒101-0051
東京都千代田区神田神保町3-10 大行ビル6階
TEL：03-3234-5931
FAX：03-3234-5932
E-mail：sairyusha@sairyusha.co.jp

印刷　モリモト印刷（株）
製本　（株）難波製本所
イラスト　リーカオ
構成　天野より子
装丁・組版　太田穣

ISBN978-4-7791-2660-4 C0030
http://www.sairyusha.co.jp